先天性心脏病

——专家还你一个健康心脏

（第 2 版）

主　编　徐志伟　张海波

副主编　陆兆辉

- 上海儿童医学中心心脏中心著名专家联合编写
- 本书深入浅出地介绍了儿童先天性心脏病的一些常识，可供患儿父母参考阅读。

科学出版社

内 容 简 介

先天性心脏病是影响婴幼儿健康的高危疾病，必须及早发现、及早治疗。本书由著名心血管外科专家根据几十年的临床经验编写，站在患儿家属的角度提出疾病的相关问题，并深入浅出地给予解答。重点介绍先天性心脏病的病因、临床症状、检查、诊断和治疗，以及生活注意事项和术后康复指导。全书内容丰富，通俗易懂，科学实用。

本书可供先天性心脏病患儿家属阅读参考。

图书在版编目（CIP）数据

先天性心脏病：专家还你一个健康心脏/徐志伟，张海波主编. --北京：科学出版社，2017.6

ISBN 978-7-03-053620-4

Ⅰ.①先…　Ⅱ.①徐…　②张…　Ⅲ.①先天性心脏病－诊疗　Ⅳ.①R541.1

中国版本图书馆CIP数据核字(2017)第132589号

责任编辑：马　莉　郭　颖／责任校对：张小霞

责任印制：赵　博／封面设计：龙　岩

科学出版社 出版

北京东黄城根北街16号

邮政编码：100717

http://www.sciencep.com

中国科学院印刷厂印刷

科学出版社发行　各地新华书店经销

*

2012年8月第　一　版　人民军医出版社

2017年6月第　二　版　开本：889×1194　1/32

2021年3月第八次印刷　印张：6

字数：144 000

定价：28.00元

（如有印装质量问题，我社负责调换）

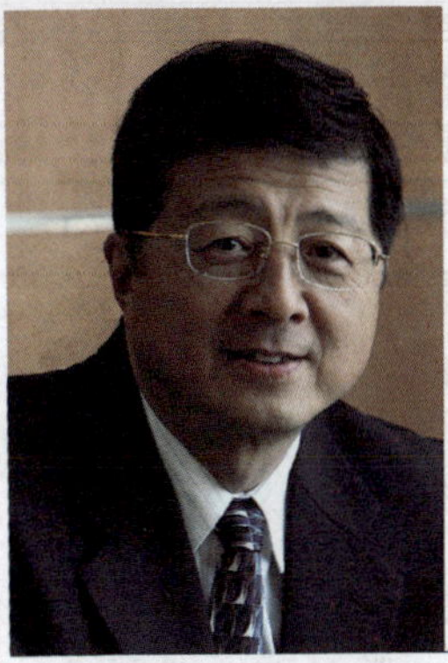

主编简介

徐志伟

徐志伟教授，现任上海交通大学医学院附属上海儿童医学中心心脏中心主任，小儿心胸外科主任医师，博士研究生导师。同时还担任中华医学会心胸外科学会常委、中国医师协会心血管外科医师分会副会长、中华医学会上海心胸外科学会副主任委员；中国医师协会心血管外科医师分会先心病学术委员会主任委员；中华胸心血管外科杂志编委、中国胸心血管外科临床杂志编委、中国体外循环杂志编委、临床小儿外科杂志编委、中国心血管病研究杂志编委常委等。

作为一名小儿心脏外科专家，徐志伟教授精勤不倦，博极医源，不断开拓，勇于创新，在上海儿童医学中心开展了多项新手术。其中包括：1999年采用大动脉转位矫治右心室双出口（Taussig-Bing）在国内首次报道（中华胸心血管外科杂志，2001,17:132）；2000年国内首创复杂先心病伴气管狭窄，在体外循环下同时行气管矫形和先天性心脏病矫治手术获得成功（中华小儿外科杂志，2003,30:490）；2002年9月采用大动脉转换术成功矫治出生后11小时的完全性大动脉错位，并于2004年再次成功矫治出生后6小时的完全性大动脉错位；2002年国内开创了双调转术治疗矫正型大动脉错位（中华胸心血管外科杂志，2003，19：134）；2003年国内首创快速二期大动脉转位术，填补了国内空白（中国胸心血管外科临床杂志，2004，11:12-15）；2004年采用主动脉移位术矫治婴幼儿完全性大动脉错位伴室间隔缺损和肺动脉狭窄，减少了原手术方法的并发症(中华胸心血管外科杂志，2006,22:79)； 近年来新开展了，ROSS+KONO手术，双动脉根部调转术等。至今参加学科研究课题多项，发表论文100余篇，其中第一作者85篇，发表在国外或中华杂志50余篇。主编：《小儿心脏手术学》《先天性心脏病疑难手术图谱》等专著5部，参编专著8部。

徐志伟教授钻研业务的同时也为国家培养了大批专业人才。目前已培养博士研究生10名，硕士研究生8名。他毫无保留地将自己的专业知识和临床经验传授给学生们。并且言传身教，激励他们敢想敢为，开拓创新。徐志伟教授几十年如一日，把满腔的热情都奉献给了广大的先天性心脏病患儿，奉献给了我国的先天性心脏病的治疗事业，也获得了诸多荣誉。包括上海市临床医疗成果一等奖、二等奖、三等奖；上海医学科技二等奖，上海市科技进步三等奖，中华医学科技三等奖，国家科技进步二等奖，中国高校科学技术一等奖等。1997年入选上海卫生系统培养学科带头人的“百人计划”；2001～2003年获上海市劳动模范称号；2004年获上海市卫生局先进工作者，上海市卫生系统“十佳医生”；2005年入选上海市领军人才培养计划。

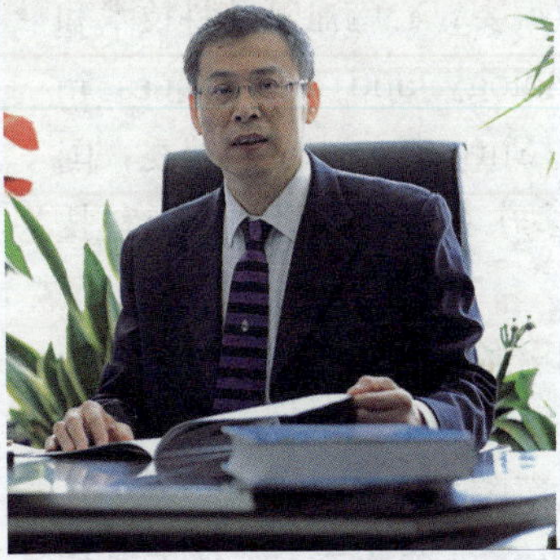

主编简介

张海波

张海波教授，现任上海交通大学医学院附属上海儿童医学中心心胸外科主任，心脏中心副主任，小儿心胸外科主任医师，研究生导师，中国医师协会金刀奖得主，中国名医百强医生；上海市首届“仁心医师”奖获得者；2007～2008年度上海市卫生局先进个人；爱佑慈善基金——“爱佑童心”项目专家委员会特聘专家；中华少年儿童慈善救助基金会医疗专家顾问；欧洲心胸外科学会会员（EACTS Membership）；欧洲先心病数据库系统会员（ECHSA Congenital Database Membership）；中华医学会心血管外科分会第九届全国委员会委员；上海市医学会外科分会第八届委员；上海市医学会第一届心血管外科专科委员会委员；中华医学会小儿外科分会先心病专业学组副组长；中国医师协会心血管外科医师分会第四届委员会常委；中国医疗器械协会血管器械分会第一届委员会委员；中国医师协会心血管外科分会维权委员会委员；中国医师协会心血管外科医师分会第四届委员会先心病学术委员会委员；中国医师协会心血管外科医师分会第三届委员会委员瓣膜病学术委员会委员；上海市医学会资深会员；中华胸心血管外科杂志专家、编委；中华临床医师杂志编委；心血管外科杂志编委；国际心血管病杂志编委；美国胸心外科学会（AATS）中文版编委；心胸血管外科技术和方法杂志（Innovations ：Technology and Techniques in Cardiothoracic and Vascular Surgery）中文版编委；国家自然科学基金同行评议人。多次获得省部级临床及科技成果奖。

曾赴美国华盛顿国家儿童医学中心心脏外科、波士顿儿童医院心脏外科、旧金山加州大学（UCSF）医疗中心心脏外科和加拿大多伦多Sick儿童医院心脏外科进修学习小儿先天性心脏病的诊疗技术和胎儿体外循环技术。现主要从事先天性心脏病的手术治疗。对新生儿和婴幼儿先心病手术脑保护，对大动脉错位、右心室双出口、完全心内膜垫缺损、肺静脉异位引流、法洛四联症、单心室、肺动脉闭锁、三尖瓣闭锁、先天性心脏瓣膜病变等复杂先心病外科治疗有较深造诣。擅长复杂先心病的外科手术矫治和内外科镶嵌治疗。目前专攻新生儿、婴幼儿先天性复杂心脏畸形的外科治疗。

再版前言

先天性心脏病（简称先心病）是危及婴幼儿及儿童生命的主要杀手之一，据统计，其发病率为6‰～8‰，尤其在当前环境污染及二胎政策开放的背景下，发病率呈不断上升趋势。

引起先心病的原因不一而足，目前并无确切的证据表明哪些因素与其发病有关。年轻的父母在面对先心病的患儿时总会承受巨大的压力，手足无措，他们亟需准确的求医信息去引导他们如何面对突如其来的打击及处理孩子的先心病问题。

有鉴于此，我们在10多年前就开始编撰写给先心病患儿父母的科普书籍，目的是站在患儿家属的角度提出疾病的相关问题与疑虑，并深入浅出地给予解答。迄今为止，这已经是第2版了。

上海儿童医学中心心脏中心是全球最大的儿童心脏中心，从20世纪70年代开始发展至今，心脏中心已经积累了丰富的临床数据与经验，每年手术量达到3500例以上，手术成功率大于97%。我们希望能够通过本书，让患儿家属了解有关先心病的知识，让他们知道先心病并不可怕，绝大多数患儿通过适当的治疗方式完全能够治愈，恢复到常人的生活，并且可以和正常人一样工作、生活及生育。

本书的两位主编徐志伟教授和张海波教授是国内知名的儿童心脏外科专家，他们总结了自己三四十年的临床经验，以通俗易懂的形式把医学知识传递给患儿家属，既有权威性，也有普及性，希望本书的再版能够为先心病患儿找到“心”的方向。

如果需要更多的专业指导信息，可以通过如下方式与上海儿童医学中心心脏中心取得联系：

地址：上海市浦东新区东方路1678号

邮编：200127

电话：021-38626161-86893

网站：www.ibabyheart.com

编　者

2017年4月

第1版前言

2007年，由徐志伟教授主编，上海儿童医学中心心脏中心和人民军医出版社携手出版了一本科普版《先天性心脏病专家门诊128问》，深入浅出地介绍先天性心脏病（简称先心病）的病因、临床表现、检查、诊断、治疗及生活调理注意事项等知识，观点新颖，通俗易懂，内容丰富，科学实用，受到了广大先心病患儿父母的好评。

鉴于近几年科学技术的快速进步，婴幼儿先天性心脏病的诊疗技术也有了飞速发展，我们发现原书已经远远不能满足患儿父母的阅读要求，因此对这本书进行了改版，并更名为《先天性心脏病——专家还你一个健康心脏》。书中不仅对先心病围术期的用药、术后护理等章节进行了修改，并增加了近几年兴起的微创介入封堵室间隔缺损、漏斗胸NUSS手术、ECOM和VAD等新进展；此外，还把小儿先天性心脏病论坛（http://bbs.ibabyheart.com）中家属常常关心的问题收录其中，使之成为一本针对性、实用性更强的知识手册。

上海儿童医学中心心脏中心的前身是新华医院小儿心胸外科，隶属于上海交通大学医学院（原上海第二医科大学），是丁文祥教授和苏肇伉教授于1974年在国内首创的小儿先天性心脏病专业诊治科室。1999年整体搬迁至上海浦东新区的上海儿童医学中心。经过几代人的艰苦创业，心脏中心已经成为集医疗、教学、科研为一体，国内一流的先天性心脏病诊治中心。

心脏中心在理论和实践上始终处于国际先天性心脏病外科发展的最前沿，在20世纪80年代与国际同步提出“先心病的早期诊断、早期治疗”，随后的“提高婴幼儿危重和复杂先心病外科治疗疗效的试验和临床”和“新生儿、婴幼儿危重先心病急症外科手术的概念”对国内先心病外科的发展起到革命性促进作用。最先采用国际上最优化的“分工合作”，有专门的外科、内科、监护、体外循环、麻醉、护理组别，病人的个体化、精确化、流程化诊治是国内先心病外科的典范。

在开展婴幼儿各种复杂先心病的手术治疗方面，尤其是婴幼儿危重先心病的手术治疗，小儿心胸外科取得了突破性的进展。其中完全性大动脉错位的大动脉转位术等，在国内取得领先地位；新生儿和小于6个月婴儿的手术成功率达到或接近国际先进水平。徐志伟教授曾为出生后6小时的新生儿成功实施了完全性大动脉错位的大动脉转换术，创造了国内之最。我们还打破了先心病无急症的观念，开辟绿色通道，率先在国内开展先心病的急症手术。目前，小儿心胸外科年手术数量达3500例，手术成功率98%，危重复杂先心病如大血管错位、肺动脉闭锁、单心室等的成功率为90%以上。

与此同时，心脏中心是上海市高教局重点学科、上海市医学领先学科、上海市首批小儿心血管临床医学中心、卫生部国家级继续教育中心。与世界最著名的先心病诊治中心如美国哈佛大学附属波士顿儿童医院、加拿大多伦多儿童医院、英国伦敦儿童医院、华盛顿国立儿童医学中心有常年的联系和交流。为全国近30个省、市、自治区的医院培训先心病的专业队伍。

当前，在国家加快转变经济发展方式，深化医药卫生体制改革的新形势下，儿童先心病受到了重点关注，心脏中心紧跟时代发展，继往开来，以“一切为了孩子”的服务理念，以艰苦奋斗、开拓进取的创业精神，争取早日加入世界一流的心脏中心之列，为我国的小儿先心病外科事业做出更大贡献。

我们愿以一流的技术、一流的服务，为更多的宝宝创造一个美好的明天，为更多的家庭带来欢乐。

编　者

于上海儿童医学中心

2012年7月

目录

第1章

了解我们的心脏和先天性心脏病

1. 正常人的心脏是如何工作的?

正常人的心脏位于我们身体中央位置的胸腔内。大多数人的心脏偏胸腔左侧，正常情况下约一个拳头这么大，像一个倒置的桃子，其下方有尖端称为心尖，一般心尖指向左下方，称为左位心。但小部分人的心脏位于胸腔偏右侧，这就称为右位心。

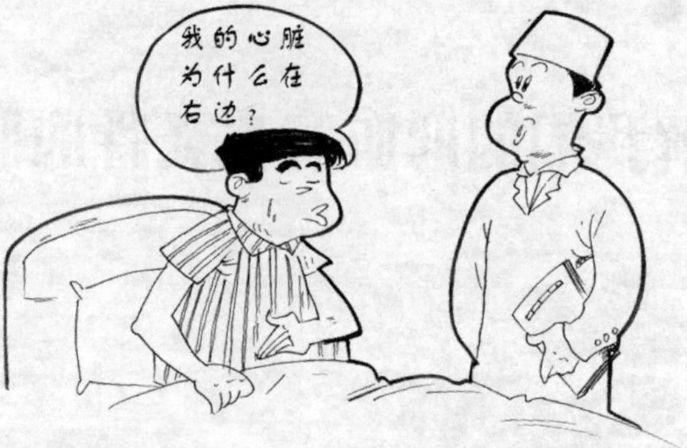

心脏外有一层薄薄的心包，宛如将心脏盛放在一个布袋子里面，心包形成的空间称为心包腔，平时心脏就在心包腔内跳动。正常人心包腔内有少许液体，称为心包液，在心脏跳动时起到润滑作用，减轻心脏与心包内壁的摩擦。心脏左右分别有左右肺脏，心脏上方有胸腺、气管及与之相连的大血管，下方为横膈，平时心脏就“坐”在横膈上工作，前方为一条纵行的长方形的胸骨，后方为脊椎骨，左右最外侧则是肋骨，肋骨的前后端分别与胸骨和脊椎骨相连，所以左右肋骨和前方的胸骨、后方的脊椎骨共同形成了一个鸟笼状的骨架结构，称之为胸廓，为心脏提供了一个硬质的保护框架。肋骨、胸骨和脊椎骨都有肌肉附着，这些肌肉包裹胸廓，为心脏提供了一个软质的保护层。因此，我们的心脏处于周围组织器官的簇拥之中，牢牢占据中央，为我们的身体活动提供源源不断的动力。正因为心脏的重要性如此之大，在亿万年进化的过程中，就人类身体结构的组成方式而言，将心脏置于身体的正中，既达到了保护重要器官的目的，也能使心脏呈辐射状地进行全身供血和回收全身血液，从动力学上来说是效率最高且能耗最少的。

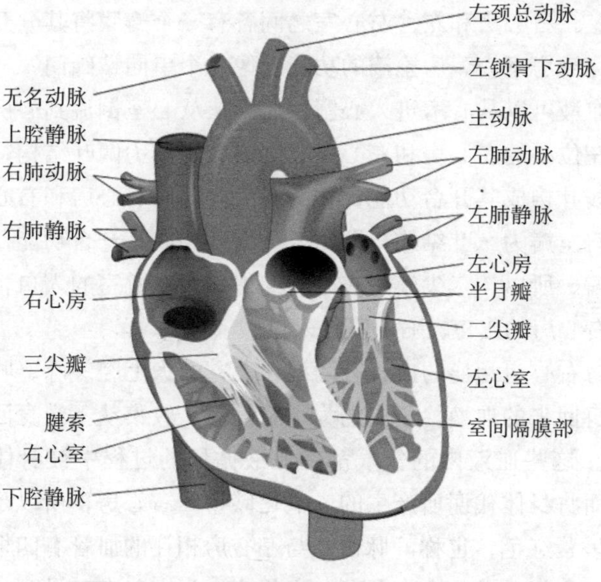

心脏解剖图

人的心脏是机体的重要器官，就像一个肌肉做成的水泵，24小时不间断地跳动，把血液源源不断地泵入全身各个部位和器官。如果按照每分钟心跳70次，寿命为70岁计算的话，那么人一生心脏要跳动近26亿次。一旦心脏停止跳动，则血液循环停止，生命则要面临生与死的考验。大脑只能承受4分钟左右的缺血时间，因此一旦心脏停跳时间超过4分钟，即使重新恢复心跳，也会造成大脑的永久性损伤，如植物状态等。

心脏内部的结构如同一座两层楼的楼房，楼上、楼下均各有两间房间，呈两上两下结构，所以心脏内部一共有四个腔。楼上两间房间称为心房，左边的为左心房，右边的为右心房。左、右心房之间有一堵“墙”把左、右心房分隔开来，它们相互不通，这堵“墙”就称为房间隔。同样，左、右心室之间也有一堵“墙”把左、右心室分隔开来，这堵“墙”称为室间隔。左、右心房和左、右心室之间各有一个瓣膜将其分开，这瓣膜称为房室瓣。房室瓣的功能就像一个单向“阀门”一样，使得血液可以从心房进入心室，而无法从心室倒流到心房。正常的左位心的左心房和左心室之间的房室瓣为两叶结构，即由两个瓣叶构成其开合功能，称为二尖瓣。而右心房和右心室之间的房室瓣为三叶结构，即由三个瓣叶构成其开合功能，称为三尖瓣。所以，二尖瓣是左心房的出口、左心室的入口，三尖瓣是右心房的出口、右心室的入口。

与右心房相连的血管有两根，上方的为上腔静脉，收集从上半身回来的血液，下方的为下腔静脉，收集从下半身回来的血液。这些血液内的氧气都在血液循环的过程中被身体消耗掉，而将身体代谢所产生的二氧化碳带回右心房，所以是少氧血，呈紫红色，也称静脉血。与左心房相连的血管有四根，分别在左心房后壁的左右两侧与之相连，为左二右二排列。这些血管称为肺静脉，里面流动的是从肺脏回来的血液，这些血液在肺内经过肺的呼吸换气作用，排出二氧化碳并重新充入氧气，所以是含氧血，呈鲜红色，也称动脉血。左、右心房内的血分别经过二尖瓣和三尖瓣，单向地流入左、右心室。

左心室在其顶部的出口处发出一根大动脉，这根大动脉称为主动脉，并逐渐辐射状地向远端发出各个分支，分别供应上半身和下半身。从左心房经二尖瓣进入左心室的血液，在左心室的收缩作用下，被射入主动脉到全身。在主动脉根部与左心室相连的地方也有一个瓣膜，同样起着引导血流单向流动的作用，这就是主动脉瓣。主动脉瓣是左心室的出口和主动脉的入口。右心室也在其顶部的出口处发出一根大动脉，这称之为肺动脉干。随后，肺动脉干在心脏顶部的上方分成左右两支，左侧分支为左肺动脉，右侧分支为右肺动脉，分别将右心室射出的血液引导到左、右肺脏内进行气体交换。在肺动脉根部与右心室相连处，有另一个引导血流单向流动的瓣膜，这就是肺动脉瓣。主动脉瓣和肺动脉瓣结构相似，都是由三个半月形的小瓣叶组成，也可以通称为半月瓣。

所以，根据心脏的结构，心脏内的血流都是随着这些瓣膜的单向开闭而向一个方向流动的。

心脏推动血液在全身流动，运输营养物质并排出废物，形成了血液循环。从上、下腔静脉回流到右心房的少氧血，在右心室舒张时，通过三尖瓣吸入右心室，这时肺动脉瓣是关闭的。随后右心室收缩，三尖瓣关闭，将少氧血通过开放的肺动脉瓣单向泵入肺动脉干，然后分别经左、右肺动脉进入左、右肺脏，进行气体交换。少氧血在肺脏的呼吸换气作用下，排出二氧化碳，重新充入氧气后就变成含氧血，肺静脉将含氧血收集起来后，通过左、右肺静脉回到左心房。少氧血从心脏到肺脏，变成含氧血再回到心脏的循环过程，称之为肺循环，也称小循环，由右心房和右心室完成。左心房内的含氧血，在左心室的舒张作用下，经过二尖瓣被吸入左心室，左心室舒张时，主动脉瓣是关闭的。随后左心室收缩，二尖瓣在此时关闭，含氧血经过开放的主动脉瓣单向泵入主动脉到全身。含氧血流经全身各

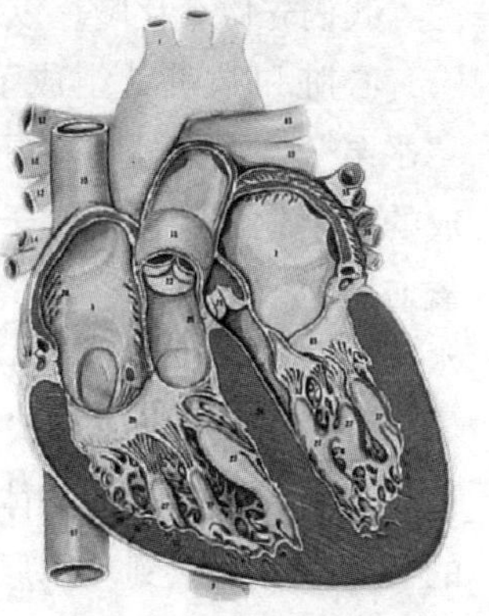

正常心脏解剖图

个部位和器官，氧气和营养物质被身体利用，变成少氧血后，再由各部位的静脉收集并汇入上、下腔静脉，最后回到右心房。这个含氧血从心脏到全身，变成少氧血后再回到心脏的循环过程，称之为体循环，也称大循环。

由于肺循环的路径短，体循环的路径长，右心室推动血液进行肺循环所需的压力较左心室推动血液进行体循环所需的压力低，所以左心室压力要比右心室高4～5倍。为了能使含氧血通过漫长的循环距离到达身体各个部分，正常人左心室收缩产生的压力可高达13.33千帕，可将血液喷射至两层楼房的高度。因此，左心室的肌肉比右心室更厚，功能更强大，以便克服身体外周血管的阻力，完成远距离血液推动任务。平时我们在人体表面所触摸到的血管跳动，即是由左心室收缩和舒张形成的。

只有了解了正常人心脏各部分结构和心脏工作原理，我们才能进一步理解各种先天性心脏病的心脏结构畸形及其造成的血流动力学变化和对心肺乃至全身功能的影响。

2. 心脏和血管之间是什么关系?

我们先做个比喻，以便更形象地说明这个问题。

心脏和肺脏就组成了一个“自来水厂”，心脏好比一个“水泵”，人体器官就好比一个城市的“千家万户”，血管形成的网络就是将水厂和千家万户相连的“上、下水管道”，含氧血就是“清洁水”，少氧血就是“脏水”，而肺脏就是这个水厂的“净化池”。

将“水厂”生产的“清洁水”输送到这些住户的“上水管道”，就是我们所说的体动脉血管。而将“千家万户”使用过的“脏水”回收到“水厂”的“下水管道”，就是我们所说的体静脉血管。然后在“水厂”内，“水泵”通过“下水管道”

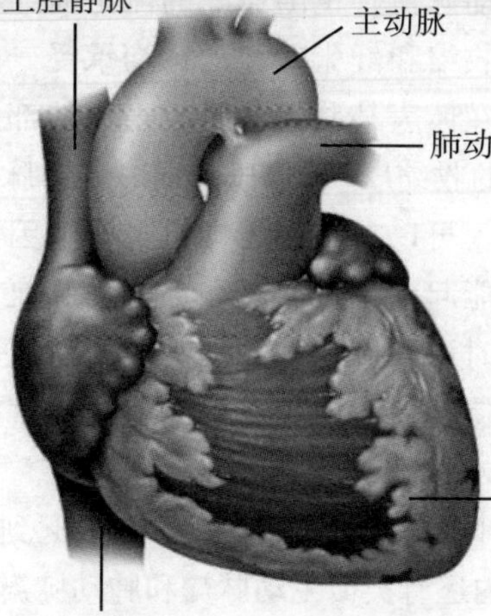

将“脏水”输送到肺脏这个“净化池”净化，这“下水管道”就是肺动脉，而将净化成的“清洁水”从“净化池”回收到“水泵”的“上水管道”就是肺静脉。而这些“水管”会在各器官内再持续分成口径更小的下一级“水管”，那就是毛细血管。将输送血液的叫动脉血管，而回收血流的就叫静脉血管，而在器官内连接动脉血管和静脉血管的，就是呈网状分布的毛细血管，这种毛细血管网也可以称为毛细血管床，是人体进行新陈代谢的重要场所。

动脉血管主要起到“输送”血液和调节血压的作用。体动脉将人体新陈代谢所需要的营养物质和氧气输送到全身，并将左心室输出的压力输送到全身。而肺动脉则将少氧血输送到肺脏进行气体交换，并将右心室输出的压力输送到肺脏。动脉血管承受的是心室的压力，比静脉血管要高很多，所以管壁厚、弹性好。心脏收缩并向动脉内射血时，动脉血管壁会受压扩张。心脏舒张时，动脉血管承受的压力降低，扩张的管壁弹性回缩，并保持动脉内的一定压力，使得血液继续向前流动，随后动脉血管也随血液的流走而缩小到其自然状态。所以在心脏收缩和舒张时，动脉均承受一定的压力，这种压力我们可以在体表某些大动脉较表浅的部位，用血压计测得，即体循环的收缩压/舒张压。同时，动脉血管壁上还有平滑肌细胞存在，可以在各种人体自身调节因素或药物作用下收缩或舒张，能起到调节血压和分配动脉血流的作用。在大出血或低血压时，四肢等外周动脉的平滑肌收缩，减少外周动脉血流，保持一定的血压，确保重要器官的血流优先供应。

静脉血管的管壁薄，且管腔粗大，主要起到储存血液的作用。一些大静脉内还有类似主动脉瓣和肺动脉瓣结构的瓣膜，可以保证血流的单向流动。一些小静脉也具有平滑肌，在各种人体自身调节因素或药物作用下进行舒张和收缩，以改变静脉系统的血液储存容量。静脉管腔口径的变化也会影响静脉血流向心脏的回流速度。

毛细血管遍布全身各处，大约总数在300亿根以上。其截面积总和为主动脉截面积的800倍。其总长度约为11万公里，约可以绕地球赤道一周以上。毛细血管拥有如此大的截面积和长度，使其成为人体新陈代谢的重要场所。

肺循环的毛细血管主要存在于肺泡周围，通过气体交换排出肺动脉血中的二氧化碳，将其转变成含氧量高的肺静脉血。体循环毛细血管的功能主要是将营养和氧气输送到全身各组织器官，并带走其代谢产物。

心脏和血管之间相互影响，心脏畸形会影响到血管结构和功能，血管畸形也会影响到心脏的结构和功能。大型室间隔缺损（就是分隔左、右心室的那堵“墙”上有个大洞，形成室间隔的孔洞，详见室间隔缺损部分）时，左心室高压血流通过缺损进入右心室，右心室充血且压力升高。这时，与右心室相连的肺动脉的血流量增高，承受大量的高压血流冲击。长此以往，肺内血管压力升高，并使肺血管变得僵硬、缺乏弹性，管壁异常增厚，管腔逐渐缩小，这就是所谓的“肺动脉高压”。长期的肺动脉高压则造成肺血管的破坏，最终影响呼吸功能。而在极度肺动脉高压的情况下，心脏只能加强收缩以保证肺部的血流，这样心室内的压力也居高不下，造成心室肌肉的异常肥厚，引起心力衰竭。最终肺动脉高压的病人，其心肺功能互相破坏，形成恶性循环，最终危及患者生命。

3. 胎儿的血液循环跟出生后有什么区别?

在回答这个问题前，我们先应该了解一下胎儿血液循环的特点。

在母体子宫内，胎儿是没有呼吸的，其肺脏并不膨胀充气。胎儿的气体交换是通过与母体相连的胎盘进行的。胎盘是连接母体与胎儿之间的桥梁，在妊娠期间，自始至终发挥着物质和气体的交换功能。来自母体的高含氧动脉血，透过胎盘进入胎儿脐静脉，经下腔静脉回到右心房。右心房的一部分血流通过房间隔上的一个孔进入左心房后，再进入左心室，随后通过升主动脉供应胎儿的上半身。这个房间隔上的孔叫**卵圆孔**。而从胎儿上半身回流的血液，则通过上腔静脉回到右心房，所以右心房内是胎儿静脉血和动脉血的混合血。右心房的另一部分混合血通过右心室进入肺动脉，再经过与肺动脉相连的**动脉导管**进入降主动脉供应下半身。来自下半身回流的血液通过脐动脉到达胎盘，与之进行气体交换和物质交换。

因此要知道，胎儿的卵圆孔和动脉导管都是需要处于开放状态才能维持胎儿存活的，我们称之为“胎儿循环”。

胎儿出生后，脐带结扎并与胎盘脱离，胎儿与母体之间的血液交通就被阻断了。新生儿的循环体系会发生显著的变化。肺脏充气膨胀开始呼吸后，肺血管的阻力大大降低，右心室的少氧血大量进入肺动脉后进行气体交换，变成含氧血，再经肺静脉回到左心房。含氧血从左心房进入左心室，再经过升主动脉、降主动脉同时供应上半身和下半身，经过代谢后的少氧血再通过上、下腔静脉回到右心房。此时，就启动了肺循环和体循环这两套并联循环。由于血液内的氧浓度升高，**动脉导管逐渐自行关闭**；而左心房压力也高于右心房，**卵圆孔也关闭**。这一过程通常在出生后2周内完成，如果两者没有及时关闭，则可能被归入先天性心脏病的范畴。

4. 先天性心脏病的致病因素有哪些？

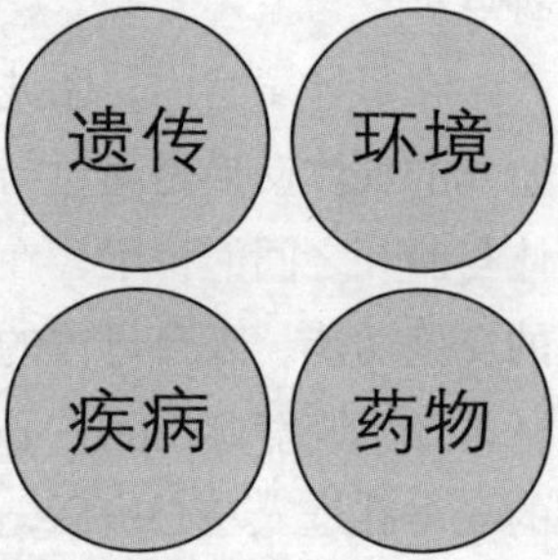

按照来源划分，先天性心脏病的致病因素大致可以分为遗传因素、环境因素、疾病因素和药物因素4个方面。

从遗传角度来说，存在先天性心脏病家族性病史的父母，所生育的孩子患先天性心脏病的比例比普通孩子要高。根据医学文献报道，一些引起先天性心脏病的基因，可以通过显性遗传和隐性遗传的方式由父母传递给儿童。有些父母带有这种遗传基因，但不发病。而这些父母所生育的儿童，由于同时接受了父母的遗传基因而导致发病。涉及先天性心脏病的单一基因遗传病包括：马方综合征和主动脉瓣上狭窄等。而由染色体畸变引起的染色体病中大约有50种伴有先天性心脏病，主要有21三体综合征（唐氏综合征、先天愚型）、18三体综合征（Edward综合征）、13三体综合征（Patau综合征）和45，XO综合征（Turner综合征）等。所以针对遗传因素来说，凡是存在这些遗传疾病家族史的父母，应该尽量通过染色体检查和妊娠期间的遗传基因检查来排除胎儿患先天性心脏病的可能。

21三体综合征患者约50%患先天性心脏病，其中心内膜垫缺损及室间隔缺损分别占32%及29%，其次为房间隔缺损占11%，法洛四联症占7.9%，动脉导管未闭占6.7%。18三体综合征约90%患先天性心脏病，主要为室间隔缺损、动脉导管未闭等。近来由于分子生物学的发展，发现越来越多的先天性心脏病有共同基因的缺失，如CATCH综合征，为第22对染色体之一短臂11位点缺失，可合并法洛四联症、室间隔缺损、永存动脉干、主动脉弓中断等。单纯房间隔缺损大部分呈多基因规律，先天性心脏病患者同胞和子女的再显风险率为2.5%~4.6%。少数家族中可见连续数代均有本病患者的情况。单纯室间隔缺损呈多基因遗传，先天性心脏病患者同胞的再患风险为3.3%~4.4%，子女为3.7%~4%。先天性心脏病患者同胞中单纯室间隔缺损和室间隔缺损合并其他心脏畸形的发生率比一般人群高10~20倍，发病率为30%~60%。动脉导管未闭呈多基因规律，子女再患风险率为3.4%~4.3%，同胞为2.6%~3.5%，发病率占50%。法洛四联症为多基因遗传，患者子女的再显风险率为3.0%~4.2%，同胞为2.5%~3.0%，发病率小于50%。而可能出现的其他畸形以室间隔缺损、肺动脉狭窄和大动脉转位最常见。

环境因素指妊娠前和妊娠中孕妇所处的环境，包括居住和工作环境。随着社会的发展，人类对自然环境的破坏和污染越来越严重。而这些环境污染对人体是有害的，会导致人体基因和染色体的损害。有些患者并无先天性心脏病的家族史和遗传高危因素，但是仍患有先天性心脏病，很可能就是由环境因素造成的。这些环境因素包括化学因素和物理因素。化学因素主要是长期接触有害的化学制品，如在严重化学污染的地区生活，或者在化学环境下工作，而缺乏有效的防护措施。常见的有害化学物质包括苯、二氧化硫等有害气体和汞、镉等重金属，这些物质对成人可能有致癌作用，而对胎儿可能引起包括先天性心脏病在内的各种先天性畸形。所以孕妇应避免居住在新装修的房屋内，同时也要避免接触化学因素，并加强防护。物理因素主要为放射线，因为放射线对人体有致病作用，而对胎儿有致畸作用。例如，1989年苏联切尔诺贝利核电站爆炸后，大量的放射性物质泄漏，引起该地区的放射性污染。这些射线的生物杀伤作用导致当地的成人和儿童发生白血病和癌症，而随后出生的婴儿的先天性畸形的比例也大大升高。所以在妊娠期间要避免接触放射性物质。如在有工业放射性物质接触的岗位上工作，则应加强防护或避免接触。虽然尚未明确电磁波和先天性心脏病发病率之间的关系，但过量的电磁波辐射会导致人体新陈代谢的异常而引起一些疾病。因此，孕妇最好避免生活在电磁波强烈的环境下。目前有证据表明，环境污染正在造成先天性畸形发生率的逐年提高，因此，重视环境保护，不仅事关我们每个人，也关系到我们的子孙后代。

根据一些来自医学研究的分析结果表明，药物和疾病因素主要包括母亲酗酒，母亲孕早期服用阿司匹林、四环素类药物、避孕药，患风疹和感冒。这些都是导致孩子先天性心脏病的高危因素。母亲酗酒，婴儿可患酒精中毒综合征，常伴发室间隔缺损、动脉导管未闭、房间隔缺损、法洛四联症等。母亲孕早期使用阿司匹林、四环素类药物、避孕药的风险值明显偏高。虽然这些研究还不能断定仅这些药物会导致先天性心脏病，而其他药物就不是致病因素，但至少再一次证明，母亲孕早期使用某些药物可增加儿童先天性心脏病发病的危险性。而妊娠期服用某些药物如苯丙胺、孕酮类、雌激素类、抗惊厥药，亦可导致心脏畸形。因此，母亲在孕期，尤其是孕早期，尽量避免使用药物、禁用高风险的药物。这应成为先天性心脏病一级预防的主要措施。而母亲在孕早期也应该避免感冒和风疹、麻疹等细菌和病毒的感染，细菌和病毒感染也会导致胎儿发育畸形，引起先天性心脏病。

除此之外，高龄产妇也是导致孩子患先天性心脏病的高危因素，这在我国全面放开二胎政策之后的短期时间内，也可能是导致先天性心脏病发病率增高的一个重要原因。

5. 如何在怀孕期间及早发现先天性心脏病?

在怀孕期间及早发现先天性心脏病主要依靠怀孕期间的产前检查得出的产前诊断。产前诊断又称“出生前诊断”或“宫内诊断”，是指在妊娠期的一定阶段，在遗传的基础上，胎儿出生之前应用各种先进的科技手段，采用影像学、生物化学、细胞遗传学及分子生物学等技术，了解胎儿宫内的发育状态，对先天性和遗传性疾病作出诊断。目前我国的大部分地区已将产前检查列入妇幼保健的常规项目。由于染色体疾病、性连锁遗传病、先天性代谢缺陷病和非染色体性先天畸形都可以存在心血管系统的畸形，所以产前诊断是发现先天性心脏病的重要手段。

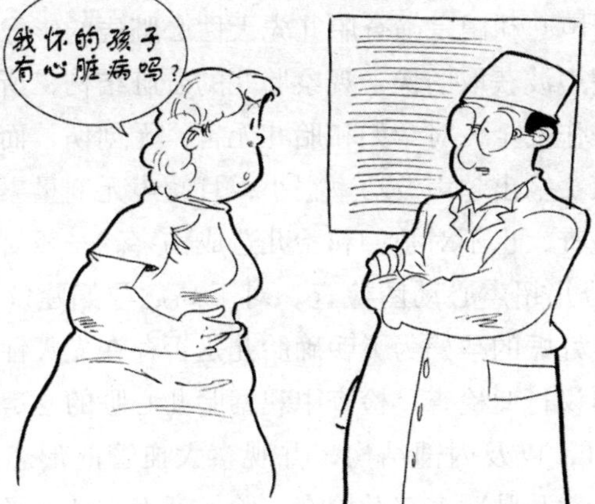

产前检查应针对所有孕妇，高危人群包括：35岁以上、有反复流产史的孕妇，曾有遗传性疾病的家族史、夫妇一方有先天性代谢性疾病或者已生过患儿的孕妇，胎儿发育迟缓的孕妇，血清学检查风险系数在1:300以上、超声检查发现与染色体疾病有关的标记或畸形的孕妇。

（1）妊娠7～9周，结合超声检查，准确判断孕龄。

（2）妊娠9～14周，超声检查胎儿颈项透明层。

（3）妊娠18～23周，超声检查胎儿重要脏器是否存在畸形。

（4）妊娠15～21周，孕妇血清学检查甲胎蛋白（AFP）、人绒毛膜促性腺激素（β-HCG）和非偶联雌三醇（E3）。

由于染色体疾病通常有合并较高心血管畸形的风险，所以通过绒毛或羊水穿刺获取胎儿细胞，并进行染色体的核型分析，是目前能够确诊胎儿染色体疾病“金标准”。当得到一个筛查阳性结果时，必须通过胎儿细胞染色体核型分析作出最后的明确诊断。羊膜腔穿刺抽取羊水一般在妊娠16～20周进行。方法是在B超引导下用细针经腹壁穿过子宫壁进入羊膜腔，抽取羊水大约20毫升。羊水经离心后提取胎儿羊水细胞进行培养和分析，一般需要3～4周才能得到结果。

胎儿超声心动图是筛查胎儿先天性心脏病的影像学手段。由于使用超声波获取图像，观察胎儿的心脏结构，所以没有射线存在，操作安全，对孕妇和胎儿无害、无创伤，而且产前超声使用的探头输出超声波功率很小，且超声无剂量累加效应，即使反复检查，也不对孕妇和胎儿造成伤害。一般对妊娠大于24周可行胎儿超声心动图检查。对于高危孕妇建议进行此检查。但初次妊娠的孕妇为了明确胎儿是否存在先天性心血管畸形时，也建议行此检查。检查中观察胎儿心脏的心房、心室的入口和出口，以及内部结构，并观察大血管的形态，同时辅以彩色多普勒和脉冲多普勒检查。胎儿超声心动图是早期发现胎儿心脏畸形的重要工具，对危害胎儿生命的严重先天性心脏病有较高的检出率，但是有些先天性心脏病可能也存在一些漏诊，比如分流量很小、直径很小的室间隔缺损很难通过胎儿超声心动图在产前作出诊断。

另外，胎儿磁共振也是明确心脏畸形的重要方法，磁共振没有辐射，对于孕妇和胎儿来说是比较安全的检查方法，磁共振可以进行三维重建，可以弥补胎儿超声在一些扫描角度方面的限制。

需要特别说明的是，胎儿心脏超声和磁共振检查，都并非孕期常规产检的规定项目，妇产科超声医师由于专业所限，是无法对胎儿的心血管系统做出全面准确评估的，相关检查必须由专业小儿心血管医师完成。

6. 心脏内部哪些部位容易出现“漏洞”？

心脏内部的房间隔和室间隔上容易出现“漏洞”。由于房间隔和室间隔在胚胎发育过程中是由上下方的组织相互靠拢融合而成，所以一旦这种靠拢融合过程发生问题，就会出现“漏洞”，房间隔的“漏洞”称为房间隔缺损，室间隔的“漏洞”称为室间隔缺损。房室间隔缺损（房室通道）时，同时有房间隔缺损和室间隔缺损。

房间隔缺损可分为原发孔缺损和继发孔缺损。原发孔缺损位于房间隔下部，多伴有二尖瓣裂（参见房室间隔缺损），继发孔房间隔缺损位于房间隔上部，可分为中央型（即缺损位于房间隔的卵圆窝处）、上腔静脉型（缺损位于心房上腔静脉入口处的房间隔上）、下腔静脉型（缺损位于心房下腔静脉入口处的房间隔上）、混合型（以上三种情况中的两种或三种同时存在，造成房间隔的巨大缺损）。一般大于1.5厘米的房间隔缺损可在儿童期出现症状，如合并肺静脉异位引流，则症状出现更早。症状主要为反复呼吸道感染、活动后气促、心悸等肺充血和心功能受影响的症状。晚期会引起肺动脉高压和心力衰竭症状。但是，如果房间隔缺损较小，则多无任何症状，常在体检时因心脏杂音而被发现。所以如缺损直径大于1厘米，则主张手术治疗（包括传统开胸手术或者介入封堵手术，详见房间隔缺损的治疗）。

室间隔缺损分为膜周型、肺动脉瓣下型、肌部型、房室通道型和混合型。在小儿先天性心脏病中，室间隔缺损的发病率占首位。每四个先天性心脏病病人中，就有一人是室间隔缺损。由于左心室、右心室压力比约为5:1，所以室间隔缺损对患儿的影响更大。病人的症状与缺损大小密切相关。缺损直径在0.5厘米以下的患儿，一般可无症状。但是有的患儿虽然缺损大，而缺损位于肺动脉瓣下或者膜周部位，主动脉瓣或三尖瓣会脱垂遮挡部分缺损，左心室血流向右心室的分流量减少，症状也可不明显。由于左心室的高压血流通过缺损进入右心室，再进入肺动脉，会造成右心室膨大、肺动脉的充血和肺动脉高压。主要表现为反复发生肺炎等呼吸道感染、体格发育迟缓和运动后出现气喘和心悸，婴儿在吃奶时吮吸无力、喂养困难等心肺功能受损症状。所以，一般直径大于0.5厘米的室间隔缺损，应尽早谋求手术治疗。而那些缺损直径较小、症状又不明显的病人，不必急于手术，因为20%的室间隔缺损可自然闭合。但是，如随着病人体格发育，室间隔缺损非但未缩小闭合，反而随之增大者，多无可能自然闭合，应及早进行手术，以免影响心肺功能。

对于房室间隔缺损的病人，由于同时存在房间隔缺损、室间隔缺损和二尖瓣、三尖瓣病变，则症状出现更早，一般主张在出生后6个月以内采取手术治疗。

有些病人的左心室、右心室壁上存在与冠状动脉相通的“漏洞”，这种漏洞不是真正意义上的漏洞，医学上称为“瘘口”，即与其他非相似结构器官或部位的异常通道。所以，这种情况称为“心室–冠状动脉瘘”。心室的压力比冠状动脉的压力要高，所以如果存在这种“漏洞”，冠状动脉长期处于高压血流的冲击，会产生病变而影响心脏功能。这也是一种异常的心内–心外分流，也需要尽早进行手术治疗。

7. 常见的先天性心脏病有哪些？

临床上常根据有无发绀症状，将先天性心脏病分为发绀型和非发绀型两种。非发绀型先天性心脏病主要为肺充血型病变，无发绀症状的左向右分流的先天性心脏病，其中常见为房间隔缺损、室间隔缺损及动脉导管未闭。而发绀型先天性心脏病主要由于肺缺血引起发绀症状，常见的为肺动脉狭窄及法洛四联症。

（1）房间隔缺损：简称房缺，占先天性心脏病的6%～10%，其发病率约为1∶1500活产婴儿，女性发病率为男性的两倍。房间隔缺损分原发孔缺损和继发孔缺损，以后者多见。原发孔缺损位于房间隔下部，常合并二尖瓣裂缺。而继发孔缺损可单独存在，或与室间隔缺损、动脉导管未闭，或其他复杂性先天性心血管畸形同时出现。继发孔房间隔缺损位于房间隔上部，可分为中央型（即缺损位于房间隔的卵圆窝处）、上腔静脉型（缺损位于心房上腔静脉入口处的房间隔上）、下腔静脉型（缺损位于心房下腔静脉入口处的房间隔上）、混合型（以上三种情况中的两种或三种同时存在，造成房间隔的巨大缺损）。对于单纯的房间隔缺损，在通常情况下因左心房压力高于右心房，因此房间隔缺损是左心房向右心房血液分流，使右心房、右心室和肺动脉血流量增加，导致肺充血、右心房、右心室增大。一般肺动脉压力正常或轻度升高。显著的肺动脉高压多发生在成年，并可导致双向或右向左的分流。临床上早年为无发绀，而疾病晚期出现发绀。因房间隔缺损自然闭合的可能性很小，所以一般缺损大于1厘米或症状明显的病人，建议尽快进行手术治疗，手术年龄无明显限制。一般无明显症状病人可在幼儿期完成手术，以免长期的血液分流影响病人的体格发育和心肺功能。如症状特别严重者，可在新生儿或婴儿期完成手术。

（2）室间隔缺损：简称室缺，分为膜周型、肺动脉瓣下型、肌部型、房室通道型和混合型。在小儿先天性心脏病中，室间隔缺损的发病率占首位。每四个先天性心脏病患者中，就有一人是室间隔缺损。由于左心室、右心室压力比约为5∶1，所以室间隔缺损对患儿的影响更大。室间隔缺损可单独存在，也可以与房间隔缺损、动脉导管未闭和其他复杂性先天性心脏病同时存在。单纯室间隔缺损病人的症状与缺损大小密切相关。缺损直径在0.5厘米以下的患儿，一般可无症状。但是有的患儿虽然缺损大，而缺损位于肺动脉瓣下或者膜周部位，主动脉瓣或三尖瓣会脱垂遮挡部分缺损，左心室血流向右心室的分流量减少，症状也可不明显。由于左心室的高压血流通过缺损进入右心室，再进入肺动脉，会造成右心室膨大、肺动脉的充血和肺动脉高压。主要表现为反复发生肺炎等呼吸道感染、体格发育迟缓和运动后出现气喘和心悸，小婴儿在吃奶时吮吸无力、喂养困难等心肺功能受损症状。如果室间隔缺损直径大，有中到大量左心室向右心室的血液分流，可同时引起左心室、右心室增大，左心房轻度增大，肺充血，主动脉缩小。由于大量分流使肺循环阻力升高，右心室负荷加重，引起肺循环高压时则出现双向或右向左分流，所以早期病人无发绀，而晚期则临床出现发绀。

一般直径大于0.5厘米的室间隔缺损，应尽早谋求手术治疗。而那些缺损直径较小、症状又不明显的病人，不必急于手术，因为20%的室间隔缺损可自然闭合。但是，如随着病人体

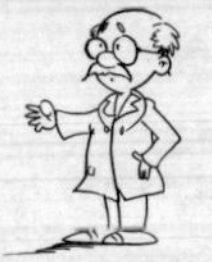

格发育，室间隔缺损非但未缩小闭合，反而随之增大者，多无可能自然闭合，应及早进行手术，以免影响心肺功能。目前对存在严重心脏衰竭和肺充血的大型室间隔缺损病人可在新生儿期或婴儿期即实施手术。手术年龄并无绝对限制。

（3）动脉导管未闭：是最常见的先天性心脏病之一。在先天性心血管病中居第二位，占先天性心脏病的20%左右，男女发病比例为1∶2。动脉导管未闭可单独存在，但有5%～10%的患者合并室间隔缺损、主动脉缩窄、主动脉瓣狭窄、肺动脉瓣狭窄等心血管畸形。在发绀型心脏病中，未闭的动脉导管是患儿赖以生存的因素。

动脉导管未闭即动脉导管未正常闭合。在胎儿期，动脉导管的作用是将肺动脉的血流引导入降主动脉供应下半身。而出生后，随着体循环和肺循环的相互独立，婴儿在1个月内动脉导管会自然闭合。如果动脉导管未能正常闭合，则构成主动脉与肺动脉间的异常通道。由于主动脉压力高于肺动脉，血液连续地从主动脉经未闭的动脉导管分流至肺动脉，使体循环血流量减低，而肺循环及流至左心的血流量增加，引起肺动脉扩张，肺充血及左心房、左心室、右心室增大，同时肺充血导致肺动脉高压。当肺动脉高压时，右心室增大更显著。一般动脉导管未闭的病人早期为主动脉向肺动脉的左向右血液分流而无发绀，但由于晚期病人会出现严重的肺动脉高压，而出现双向或右向左分流，引起发绀。一般动脉导管未闭患者如无明显的心肺症状，可在婴儿期或幼儿期实施手术。但如引起心脏衰竭或反复肺炎等严重肺充血症状者，可在新生儿期实施手术。

所以，室间隔缺损、房间隔缺损和动脉导管未闭虽然是常见的较简单的先天性心脏病，但不可忽视之。因为它们远期都会引起肺动脉高压而损害心肺功能，所以一旦确诊就应尽快手术。如决定要继续观察者，则应定期到医院复诊，以免出现远期的心肺损害。

（4）肺动脉狭窄：指右心室漏斗部、肺动脉瓣或肺动脉干及其分支等处的狭窄，它可单独存在，或作为其他心脏畸形的组成部分，如法洛四联症等。其发病率占先天性心脏病的10%左右。其中以肺动脉瓣狭窄最为常见，约占肺动脉狭窄的90%，其次为漏斗部狭窄，肺总动脉及其分支狭窄则很少见。肺动脉瓣狭窄时，肺动脉瓣互相粘连融合成圆顶形隔膜，导致狭窄的瓣口位于隔膜中央或偏心位置，瓣膜呈不同程度增厚。肺动脉干出现狭窄后扩张。而肺动脉瓣下的漏斗部狭窄，亦称右心室流出道狭窄，常与室间隔缺损并存，如法洛四联症。狭窄分为局限型与管道型两种。肺动脉瓣上狭窄即肺动脉瓣膜以上的肺动脉干或其左右分支狭窄。混合型狭窄即以上两种或两种以上情况同时存在。由于肺动脉狭窄，所以右心室排血受阻，压力升高，导致右心室肥厚及扩张。同时进入肺脏的血流减少，病人可能存在发绀或缺氧症状。所以轻度的肺动脉狭窄，如无引起严重缺氧症状的，则可在幼儿期完成手术。有些严重的肺动脉瓣狭窄病人可能其右心室也存在发育不良，这样就导致严重的缺氧。同时由于右心室的血流无法顺畅地进入肺动脉，而形成了三尖瓣反流。如果是这种情况的话，则应在新生儿期或婴儿期实施手术，改善病人的缺氧症状。

（5）法洛四联症：也是常见的发绀型先天性心脏病，其发病率占先天性心脏病的7%～10%，患儿多在1岁前因缺氧发绀被发觉。它包括肺动脉狭窄、室间隔缺损、主动脉骑跨和右心室肥厚四个畸形。法洛四联症可合并其他心血管畸形，如右位主动脉弓（25%）、左上腔静脉残存、冠状动脉异常、房间隔缺损、动脉导管未闭、肺动脉瓣缺如和肺动脉闭锁。

由于有肺动脉狭窄，所以没有足够的血流进入肺动脉到肺脏进行气体交换，造成病人血液中氧气含量降低，同时右心室为了克服肺动脉狭窄造成的血流阻力而强力收缩，造成了右心室肌肉负荷上升导致肥厚。由于骑跨在室间隔上的主动脉开口又朝向右心室，所以右心室的少氧血又通过室间隔缺损进入主动脉到全身，使病人出现全身性缺氧症状。表现为口唇、皮肤和指甲发绀青紫，手指和脚趾尖端出现类似鼓槌样的肥大，运动耐力降低，剧烈运动或哭闹后，由于位于肺动脉下的右心室出口处心肌痉挛而造成严重缺氧表现，称之为“缺氧发作”。严重的缺氧发作如无法矫正，可致命。一般症状不严重的病人可在6个月大时实施手术。但对于缺氧发作频繁或者缺氧症状严重的病人，则手术年龄没有限制。

8. 复杂的先天性心脏病有哪些？

所谓复杂性先天性心脏病即同时出现两个或两个以上不同种类的结构畸形的先天性心脏病，主要包括法洛四联症、房室间隔缺损、单心室、右心室双出口、大动脉错位、肺静脉异位引流等先天性心血管畸形。这些病变的病理生理学和结构畸形复杂，病人常有较明显的发绀和缺氧，心脏功能可能受到损害。

（1）法洛四联症：有关情况已在前文中叙述。

（2）复杂房间隔缺损：复杂房室间隔缺损约占先天性心脏病总数的2%。这种类型的房间隔缺损常见于完全性房室间隔缺损中，存在位于房间隔下部的大型原发孔型房间隔缺损，月牙形的室间隔缺损和二尖瓣前瓣、三尖瓣隔瓣的裂缺，引起左右心房和左右心室完全相互交通。心房和心室之间血流相互交叉，造成了严重的肺动脉高压和肺充血，并且二尖瓣和三尖瓣存在瓣膜裂缺，导致二尖瓣和三尖瓣在交界位置相互融合成一个共同瓣，无法有效关闭造成严重的瓣膜反流，进一步加重心功能损害。以上心脏畸形（CAVC）一般多见于21三体综合征（唐氏综合征，先天愚型）病人。这类患者应在出生后6个月内接受解剖矫正手术，以减少远期肺动脉高压的损害和心脏功能的损害。如瓣膜反流严重，且心功能明显恶化的病人，最早可在2~3个月接受手术治疗。

（3）单心室：单心室畸形占先天性心脏病总数的1.3%~3%。病人的左、右心房通过各自的房室瓣或共同房室瓣到达一个心室。换言之，两个心室中，只有一个发育并有功能，另一个心室则未发育，或两个心室之间无分割而表现为一个共同的心室。左心室、右心室的体循环和肺循环血液在单心室内相互混合后进入主动脉和肺动脉。因此，病人的体、肺循环血无法分开，表现出发绀缺氧的症状，特别是那些伴有肺动脉狭窄的病人。虽然有些病人没有肺动脉狭窄，则发绀缺氧症状可能较轻，但可能容易在婴儿期更早出现心力衰竭。单心室接纳左心房、右心房的混合血，因此易表现出充血性心力衰竭的症状。单心室病人一般可行的手术为全腔静脉与肺动脉分流手术。通过将腔静脉或下腔静脉连接到肺动脉上，减轻心脏负担，使单心室完全成为体循环心室，而肺循环血流则通过上腔静脉、下腔静脉和肺动脉之间的压力差来驱动。患儿一般在6个月以后行上腔静脉和肺动脉吻合的一期手术，以提高病人血氧含量，矫正缺氧。二期手术则在2~3岁进行，此时再将下腔静脉血流与肺动脉连接起来，以达到生理性矫正的目的。

（4）右心室双出口：顾名思义，主动脉和肺动脉均开口于右心室，且室间隔缺损为左心室血流的唯一出口。左心室血流只有通过室间隔缺损到达右心室后，才能进入主动脉。所以病人的左心室血液和右心室血液在右心室内混合后，混合血进入主动脉和肺动脉，造成病人出现缺氧发绀和充血性心力衰竭症状。右心室双出口的手术方案取决于室间隔缺损的位置与是否合并肺动脉狭窄。室间隔缺损位于主动脉下方的病人，多在2岁内发生充血性心力衰竭，所以一般主张在出生后6个月即可进行手术。手术建立心室内隧道补片修补室间隔缺损并将主动脉与左心室相连。同时伴有肺动脉狭窄的病人，可在手术时同时扩大肺动脉或切除右心室漏斗部肥厚肌肉。室间隔缺损位于肺动脉下方的右心室双出口病人，一般无肺动脉狭窄，早年易发生充血性心力衰竭或严重的肺血管病变，所以要在1岁以内进行手术。手术方法为心室内隧道修补、心室内隧道及心外带瓣管道和大动脉调转术。目前对低年龄病人，实施大动脉调转术效果更佳。对于大龄右心室双出口患儿的手术，则取决于其肺动脉的压力，如果肺动脉高压严重，手术的危险性也更高。有些右心室双出口病人还合并其他复杂的心脏畸形，很可能无法进行双心室修补，而需行腔静脉–肺动脉吻合手术，以达到生理性矫正的目的。

（5）大动脉错位：是一种复杂性心脏畸形，主动脉与右心室相连，而肺动脉与左心室相连。大动脉错位可分为完全性和矫正性两种。完全性大动脉错位时主动脉和肺动脉位置互换，主动脉接受右心室的静脉低氧血，而肺动脉接受左心室的含氧血。病人出生后，因为有动脉导管的血液分流存在，可能发绀缺氧症状不严重。但随着动脉导管的关闭，则缺氧症状逐渐加重，并出现充血性心力衰竭症状。如果病人有室间隔缺损或房间隔缺损，则因心内有血液分流，缺氧症状也可缓解。但由于主动脉和肺动脉位置颠倒，右心室承受体循环压力，而变得肥厚，左心室承受肺循环压力，则慢慢退化变薄。因此这种畸形的病人，应在出生后1个月内进行大动脉调转手术，将主动脉重新接回左心室，肺动脉重新接回右心室，这是解剖矫正手术。如果超出1个月，则左心室严重退化，无法承受体循环压力，无法实施大动脉调转手术。对于超过1个月的病人，一般可行心房调转手术，将左心房接到右心室，右心房接到左心室，达到负负得正的目的来矫正病人的缺氧，这是一种生理性矫正手术。如果病人刚超过1个月，左心室退化程度不严重，则可先行肺动脉环缩，以增加左心室阻力，达到左心室锻炼的目的。同时加做体肺动脉分流手术，以改善缺氧。经过约2周的左心室锻炼后，左心室功能恢复到合适程度，可行二期大动脉调转手术。对于合并室间隔缺损或房间隔缺损的病人，在二期手术时可一同修补。

矫正性大动脉错位是在大动脉位置交错的基础上，还存在心房和心室连接的错位，即右心房-左心室-肺动脉，左心房-右心室-主动脉。由于右心房血液最终还是进入肺动脉，左心房血液最终进入主动脉，病人的血液循环可得到自然性的矫正，所以临床症状主要取决于是否合并其他畸形。详见大动脉错位相关篇章。

（6）肺静脉异位引流：原本应回流到左心房的肺静脉血流，因肺静脉未与左心房连接，而与心脏其他部位连接，导致肺静脉血流回到心脏其他部位的畸形。如果左、右肺静脉完全异位回流至左心房以外的心腔，称为完全性肺静脉异位引流（TAPVC）。根据肺静脉异位回流的途径分为心上型、心内型、心下型和混合型。如果仅部分肺静脉异位回流，则称为部分性肺静脉异位引流（PAPVC）。完全性肺静脉异位引流病人，一般均伴有肺血流的回流梗阻，表现为缺氧发绀、呼吸困难、肝大等肺淤血和充血性心力衰竭等症状。病人出生后即可有青紫发绀、呼吸急促，常伴有肺部感染，引起右心室衰竭。一般若无肺动脉高压，症状则较轻，而合并肺动脉高压，症状严重。约75%的病人在1岁内死亡，因此须要早期手术。大多数病人在新生儿期出现症状，所以通常1～2个月即可手术。通过手术将异位回流的肺静脉与左心房连接在一起，使异常的血液循环路径得到矫正，消除病人血流梗阻和缺氧的症状。对于部分性肺静脉异位引流的病人，可能是一侧部分、一侧全部或双侧部分肺静脉与左心房以外的心脏部位连接。一般症状相对于完全性肺静脉异位引流较轻。部分性肺静脉异位引流通常合并有房间隔缺损，导致心房水平左向右分流量增大。病人活动后气促、疲劳、反复呼吸道感染。单纯的部分性肺静脉异位引流

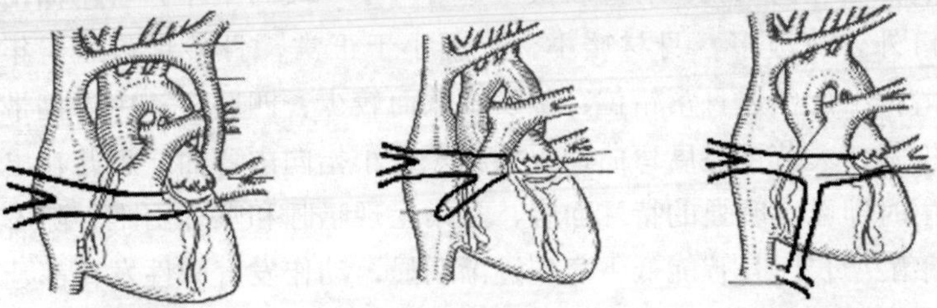

心上型　　　　心内型　　　　心下型

有时可无明显症状。部分性肺静脉异位引流一经发现，即应考虑手术。特别是病人存在明显的心肺功能受损者，应尽量及早手术。通过手术将异位回流的一根或数根肺静脉重新与左心房相连，以矫正畸形并消除症状。

9. 先天性心脏病患儿容易合并哪些其他畸形?

大多数先天性心脏病患者除心血管畸形外，并无其他合并畸形，病人智力、体格发育也无明显异常。但少数病人，还同时存在一些遗传缺陷导致的综合征。此时可合并一些心外畸形。

与先天性心脏病同时存在的综合征主要包括21三体综合征、Williams综合征、18三体综合征、13三体综合征，以及CATCH22综合征。以下将简单介绍这些综合征的特点及常合并的心脏畸形种类。

21三体综合征（又称先天愚型或唐氏综合征）属常染色体畸变，是小儿染色体病中最常见的一种，活婴中发病率1/800～1/600，男女之比为3:2。母亲年龄愈大，发病率愈高。60%患儿在胎儿早期即流产。患儿的主要特征为特殊面容、体格发育迟缓和智能低下。患儿眼距宽，鼻梁低平，眼裂小，眼外侧上斜，有内眦赘皮，外耳小，硬腭窄小，舌常伸出口外，流涎多；身材矮小，头围小于正常，骨龄常落后于年龄，出牙延迟且常错位；头发细软而较少；四肢短，由于韧带松弛，关节可过度弯曲，手指粗短，小指向内弯曲。患儿在出生时即已有明显的特殊面容，且常呈现嗜睡和喂养困难。随着年龄增长，其智能低下表现逐渐明显，动作发育和性发育都延迟。因免疫功能低下，易患各种感染，白血病的发病率也增高10～30倍，容易合并先天性心脏病和其他畸形。约40%患儿伴有房室间隔缺损，20%的患儿伴有二尖瓣发育不良。如存活至成人期，则常在30岁以后出现老年性痴呆症状。

Williams综合征是一种因7号染色体长臂7q11.23区段部分缺损的先天性疾病，这一区域的缺失会大概造成21个基因的失活。患儿有典型的脸部外观，身体瘦小，有轻、中度的智能发展迟缓，牙齿通常长得很慢且小而稀疏。此症患儿常合并先天性心脏病，尤其是主动脉狭窄、肺动脉狭窄或肺动脉瓣狭窄。

18三体综合征也称为Edward综合征，发病率仅次于21三体综合征。患者有47条染色体，比正常核型多1条18号染色体。新生儿发病率为1/8000～1/3500，男女之比为1:4，发病率与母亲生育年龄增高有关。多在分娩时或产后死亡。临床表现包括：宫内生长迟缓，胎动少，羊水过多；过期产，出生时低体重，发育如早产儿，吸吮差，反应弱，头面部和手足畸形，头长、枕部凸出，面圆，眼距宽，眼球小，嘴小，腭狭窄，耳低位、扁平、上部尖，形似“动物耳”，颌小，颈短；皮肤松弛，全身骨骼、肌肉发育异常；特殊握拳状：第4指与第3指并合，示指盖过第3指，第5指盖过第4指；摇椅状足；男性隐睾；心、肺、肾畸形；智力明显缺陷；通贯手，小指一条褶纹。由于患儿畸形严重，大多出生后不久死亡，个别可活至儿童期。

18三体综合征病人90%～99%患有先天性心脏病，主要为室间隔缺损、动脉导管未闭、房间隔缺损、主动脉瓣或肺动脉瓣双瓣畸形和主动脉缩窄等。

13三体综合征又称Patau综合征。新生儿发病率约为1/2.5万。畸形较上两综合征更为严重。宫内生长发育迟缓，出生低体重，小头，小眼或独眼、无眼，裂唇、裂腭，心、肾、胃肠、生殖系统畸形，智力和生长发育严重落后。一般出生后不久死亡。超过80%的13三体综合征病人有先天性心脏病，包括动脉导管未闭、室间隔缺损、房间隔缺损、肺动脉瓣狭窄、主动脉瓣狭窄和主动脉缩窄等。

CATCH22综合征是以心脏畸形（cardiac）、异常面容（abnormal facies）、胸腺发育不良（thymic hypoplasia）、腭裂（cleft palate）、低钙血症（hypocalcaemia）组成的一系列临床表现，大部分有染色体22q11位点缺失。遗传学家以五种畸形的英文名称的词头及第22对染色体作为此组疾病的名称。其实CATCH包括了三个综合征，即Di George综合征、腭-心-面综合征和圆锥动脉干面容异常综合征，这些综合征的表现变异很大。多数病人临床表现不完全，有时伴有智力低下和学习困难，面容异常和精神异常等往往在婴儿期表现不明显，多在儿童期之后被诊断。常伴法洛四联症（25.5%）、永存动脉干（10.4%）、主动脉弓中断（17.2%）、室间隔缺损（17.0%）、肺动脉闭锁（14.4%）等心血管畸形。

第2章

先天性心脏病可能引起的相关症状

10. 先天性心脏病小儿有哪些发病信号？

小儿心脏病的常见症状和体征与成人有区别。新生儿心脏病的主要表现为青紫、心力衰竭；婴儿为心力衰竭、反复肺炎、缺氧发作；幼儿为杂音、青紫、蹲踞、生长发育迟缓；而成人心脏病常见的心悸、心前区痛、昏厥等，小儿患者并不常见。

11. 什么是肺动脉高压？

在海平面，一个大气压下，肺动脉压力超过正常高限[4.0/2.0千帕（30/15毫米汞柱）]称为肺动脉高压。先天性心脏病常见的肺动脉高压原因主要包括：心内大型左向右分流的存在（室间隔缺损、动脉导管未闭等），肺血管梗阻性疾病，房室瓣反流或肺静脉异位引流等产生肺静脉高压逆行导致肺动脉高压，右室双出口或单心室等复杂先天性心脏病无肺动脉狭窄。

小知识 **拿到超声报告，如何简便地判断肺动脉高压？**

一般来说，肺动脉瓣或三尖瓣反流速度大于3米/秒，心房或者心室水平左向右分流速度小于3米/秒，我们可以粗略地判断宝宝存在肺动脉高压。但进一步的准确判断还有赖于超声医师、放射科医师和临床内外科医师的细致评估，肺动脉高压评估的金标准是经导管对肺血管压力进行直接测定。

12. 什么是发绀？

发绀又称为“紫绀”，是因为在接近皮肤表面的血管中出现脱氧后的血红蛋白，使皮肤带青色的症状。

发绀的部位可以在手指，包括指甲及其他四肢部位（称为“末梢性发绀”），或是在嘴唇及面部（称为“中心性发绀”）。

中心性发绀，或称中央性发绀是因空气循环或通风的问题，导致肺部缺少氧合的血液，或是因在皮肤表面血管内血液循环的减慢，令较多氧气被解离。严重的发绀可以引起窒息或梗死，是呼吸被阻碍的最明显症状。

发绀的基本原理是脱氧的血红蛋白呈现青色，而血管收缩使情况变得更加明显。因此，缺氧导致嘴唇及其他黏膜呈现青色。

其他疾病亦会引起发绀的症状。

（1）肺部疾病，如肺炎、肺气肿、重症肺结核、肺梗死、肺水肿、气胸和大量胸腔积液等。

（2）呼吸道阻塞，如哮喘、喉炎、白喉、气管异物或瘤等。

（3）心脏疾病，如先天性心脏病、心力衰竭、动脉或静脉阻塞等。

（4）血液中含有变性血红蛋白或硫化血红蛋白。

末梢性发绀是在四肢或末端的发绀，常常是微血管内血液循环不良。例如在天气冷时手会出现发绀。另外，情绪紧张、惊吓、休克等状况下，亦可以导致末梢性发绀，皮肤会冰冷发黑。但是，这种症状并非长久，有时只要在体温正常恢复后就能缓解。

专家提示

很多先天性心脏病患者的家属（长）都对自己的宝宝是否有发绀现象而感到紧张，但是我们要把正常婴幼儿皮肤表浅处的静脉“发绀”假象和真正的发绀区别开来。最简单的判断方法：不要单纯看某个特定部位是否存在发绀，要综合判断口唇、手指、鼻唇沟等处。因为先天性心脏病引起的发绀都是中央型的，会波及全身各处的表浅部位。同时，宝宝哭闹时因为屏气而产生的发绀和心脏问题引起的发绀性质是不同的，前者可以自动缓解，而后者不会自动缓解。

13. 什么是蹲踞？

蹲踞是法洛四联症的典型症状之一，表现为患儿走了一段路后会蹲下来休息。这种症状比较容易让家长们忽视，因为家长可能认为是孩子累了，而不了解这是跟孩子的心脏疾病有关。

蹲踞的主要原因是法洛四联症的患儿右心室流出道梗阻，导致肺血不足，在活动量大时这种缺血状况更加明显，因此，孩子需要蹲下来，而这种姿势可以促使四肢，特别是下肢的血液更多地回流到心脏中，保证肺血的供应。

孩子蹲踞时很多家长会强拉孩子起来，实际上这是不正确的。家长应该给孩子充分的休息时间，待孩子感觉有所缓解时让他自己站起即可。

14. 先天性心脏病患儿为何易患感冒和(或)肺炎？

某些先天性心脏病由于存在大量左向右分流，静脉回流梗阻，或心功能不全，使患儿处于肺充血或肺淤血状态，在此基础上，轻微的上呼吸道感染易引起支气管炎或肺炎。如果心力衰竭控制不理想，抗菌药物治疗也很难奏效。

15. 为什么有些先天性心脏病患儿长不大？

先天性心脏病伴有左向右分流，由于心脏输出量不足，体循环血量不足，会导致营养不良、活动耐力下降和生长发育迟缓。而青紫型心脏病患儿，由于机体缺氧，组织器官氧供不足，同样可能引起活动耐力减退和生长发育迟缓。另外，某些遗传性疾病如21三体综合征，卵巢发育不全等可以合并心脏畸形，其生长发育迟缓主要是原发疾病所致。

16. 先天性心脏病患儿为何常发生呼吸困难？

年长儿对呼吸困难方能主诉，在婴儿中通常表现为呼吸浅快，吸奶乏力，虽然饥饿迫切要求吸奶，但吸吮未完即因气促而中断吸吮，或因呼吸困难而呛咳频繁，难以得饱。其原因通常是由于左心衰竭，此时左室充盈阻力升高，肺静脉、肺毛细血管扩张，产生肺淤血、肺水肿，肺顺应性降低，呼吸功能下降受限制。另外，缺氧也可以刺激颈动脉体和主动脉的化学感受器，引起反射性呼吸困难。

17. 先天性心脏病患儿为什么容易咳嗽？

先天性心脏病常发生左心衰竭、肺淤血、肺水肿、肺栓塞，左向右分流肺充血时，支气管壁发生充血水肿，气道内积聚渗出物均可引起咳嗽。某些先天性心脏病发生左心房扩大时压迫支气管也可引起咳嗽；而当肺动脉扩张压迫左喉返神经时，可引起声音嘶哑和刺激性呛咳。

18. 先天性心脏病患儿为什么会发生咯血？

先天性心脏病患儿发生咯血的原因是多种多样的。某些青紫型先天性心脏病发生肺小动脉血栓可以表现反复多次小量咯血；先天性心脏病合并细菌性心内膜炎时细菌栓子造成肺动脉栓塞，可以咯出红色血痰；先天性心脏病合并急性左心衰竭时发生肺水肿，可以咳出大量粉红色泡沫痰；肺缺血型先天性心脏病支气管动脉和肺动脉之间侧支循环建立，侧支血管建立可以引起大量咯血；有些先天性心脏病患儿由于凝血机制障碍，有出血倾向，也可表现为咯血。

19. 先天性心脏病与感染性心内膜炎为何“形影不离”？

先天性心脏病由于存在心内分流或血流增快，心内膜因湍流冲击损伤，该处表面毛糙，遂使血小板和纤维素聚集，形成赘生物，血流中的致病菌就可以种植于赘生物中生长繁殖。

20. 心脏杂音越响，心脏疾病越严重吗？

先天性心脏病产生杂音的机制是湍流的形成。一般来讲，杂音越响，临床意义也就越大，但杂音的响度不是判断疾病轻重程度的可靠指标，有些小型室间隔缺损的杂音可以很响亮，有些大型室间隔缺损有肺动脉高压时杂音反而减轻，并且如婴儿期许多严重的先天性心脏病可以没有杂音。

专家提示

基于当前各种辅助检查的准确性不断提高，临床医师已经不再完全依赖听诊患儿心脏杂音来判断病情。有些情况下，心脏杂音的听诊甚至是正常的，比如法洛四联症术后，由于肺动脉瓣反流会形成一定的杂音，这跟术前由于流出道梗阻及心室水平分流形成杂音的性质是完全不一样的，但绝大多数术后的患儿都会有这种杂音存在，因此不能说有杂音就一定不好。

第3章

先天性心脏病的治疗概况，麻醉和体外循环

21. 先天性心脏病患儿什么时候接受手术治疗最好?

手术最佳治疗时间取决于多种因素，其中包括先天畸形的复杂程度、患儿的年龄、体重、全身发育及营养状态等。目前我们认为年龄不是限制先天性心脏病手术的主要因素，上海儿童医学中心心脏中心最小的手术年龄为出生后6小时，最重要的还是要根据患儿的病情需要进行综合判断。手术早期可纠正异常的血流动力学，降低呼吸道感染及心力衰竭等的发生概率，有利于患儿尽快恢复健康。同时也可减轻家庭、社会的经济负担和心理负担。复杂先天性心脏病，如完全性大动脉错位、肺静脉异常回流、肺动脉闭锁、重症法洛四联症等，简单先天性心脏病如果缺损或者分流直径过大，如室间隔缺损、房间隔缺损、动脉导管未闭直径大于10毫米，都应该尽早手术。

专家提示

从严格意义上讲，先天性心脏病应该早期手术，但由于该手术对主刀医师乃至整个医院的技术要求很高，而且有严格的适应证，同时某些先天性心脏病伴随年龄的增大有可能恢复，在考虑手术治疗时要考虑综合因素。

小知识　常见的先天性心脏病主要指哪些疾病?

一般指房间隔缺损、室间隔缺损、动脉导管未闭、肺动脉瓣狭窄、法洛四联症，占整个先天性心脏病的50%左右。

22. 手术、介入、造影、开胸、导管，这些知识你搞懂了吗？

先天性心脏病的治疗方法基本分为两种。

（1）手术治疗：归属范畴为心脏外科，手术治疗均需开胸，但开胸途径分正中入路和侧胸入路，后者仅适用于单纯动脉导管未闭（PDA）、主动脉弓缩窄、膈肌折叠、肺部囊肿（脓肿）、隔离肺等少数疾病，90%以上的先天性心脏病均需胸骨正中入路进行手术操作。

（2）介入治疗：归属范畴为心脏内科，其基本方法是通过股动静脉插入导管，把封堵材料经此途径向上引导至心脏缺损处，关闭相应缺损，这种方法仅适用于少部分单纯室间隔缺损、房间隔缺损、动脉导管未闭、肺动脉狭窄、肺动静脉瘘、冠状动脉瘘等，这些疾病要单独存在，否则因为导管材料价格昂贵，如合并两个以上缺损，费用可能成倍增加。

需要强调的是：介入治疗虽然有不留瘢痕，患儿术后恢复快等优点，但是并非所有简单先天性心脏病均能行介入治疗，且置入非人体金属装置，有可能出现封堵器脱落等严重并发症。对于部分家属仅从不给小孩留瘢痕的角度，而不考虑实际病情，强烈要求介入治疗的观念，我们是持不赞成态度的。

先天性心脏病的检查方法则包含彩色多普勒超声（即彩超）、磁共振（MRI）、CT、导管检查（即造影检查），我们再着重说说最后一项。

导管检查归属于心脏内科的范畴，在心脏内科的工作范围内，主要包括介入治疗（上面已经提到）、介入检查（也就是只为外科提供心脏内部的数据，而不提供治疗支持）及其他心脏内科疾病的诊治。三者所占比例可能为20%、60%、20%（仅为个人估计，不代表官方意见），也就是说，心脏内科有相当一部分工作只是诊断性的，而不是治疗性的。

导管检查的原理跟介入治疗基本等同，也是通过股动静脉插入导管，并引导至心血管内，唯一不同的就是导管检查只是把造影剂注入心脏，然后用X线拍摄图片，而不需要在心脏内留置任何体外材料，因此，导管检查也叫造影检查，也可叫作介入检查。需要说明的是，导管检查过程中，患儿接受的放射线量还是比较大的。

内、外科治疗范畴的关系，请看下图。

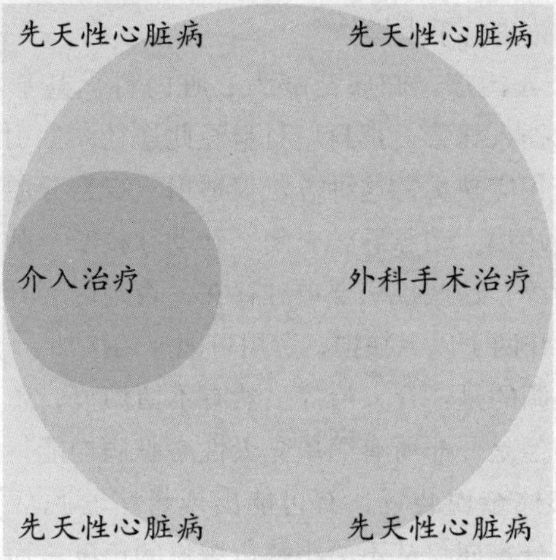

23. 不开刀也能治疗先天性心脏病吗？

先天性心脏病介入治疗是在X线或超声心动图的指引下，通过穿刺血管（一般采用大腿根部血管）将导管及特制器材（球囊导管或金属封堵器），送至病变部位进行治疗的一种微创方法。目前，主要开展有房间隔缺损封堵术、室间隔缺损封堵术、动脉导管未闭封堵术、经皮肺动脉瓣球囊扩张术等。它与外科手术相比有如下优点。

（1）无需在胸背部切口，仅在腹股沟部留下一个针眼（3毫米左右）。由于创伤小，痛苦小，术后几天就能愈合，不留瘢痕；也无须打开胸腔，更不需切开心脏。

（2）治疗时无须实施全身体外循环，深低温麻醉。患儿仅需不插管的基础麻醉就能配合，大龄患儿仅需局部麻醉。这样，可避免体外循环和麻醉意外的发生，也不会对儿童的大脑发育产生影响。

（3）由于介入治疗出血少，不需要输血，从而避免了输血可能引起的不良反应。

（4）相比外科手术，介入治疗手术时间较短，住院时间短，术后恢复快。一般在30分钟至1个小时左右就开始进饮，术后20小时就可下床活动，住院1～3天即可出院，局部麻醉的患儿可在门诊完成。

（5）目前，对合适做介入治疗的患儿，各种介入治疗的成功率在98%以上，术后并发症少于外科手术。它就像外科手术一样，可起到根治效果。

专家提示

影响介入成功的主要因素是适应证的选择，包括缺损位置、封堵器装置大小类型和手术操作者的熟练程度等。主要并发症包括封堵器脱落、溶血、三度房室传导阻滞、瓣膜功能障碍等。

小知识 **所有室间隔缺损都能采取介入治疗吗？**

目前的适应证主要局限于年龄≥3岁，局部解剖结构适合或放置封堵器后不影响主动脉瓣或房室瓣功能及传导束的膜周部室间隔缺损，或者直径≥5毫米的肌部室间隔缺损。

24. 小儿心脏手术前需做哪些准备工作？

术前的准备工作一般包括如下措施。①全身体格检查。测量患儿的身长和体重，可初步了解患儿的生长状况，计算心脏手术时循环灌注流量、补液量和用药量。②化验检查。主要有血常规，尿常规，肝、肾功能，血小板和出血、凝血时间。③特殊检查。包括胸部X线片、心电图、心脏彩超、心导管造影等。④预防呼吸道感染。左向右分流型先天性心脏病患儿最易引起呼吸道感染，需要特别注意气候变化，预防和控制伤风感冒，必要时可应用抗生素治疗。⑤改善心脏功能。对于一些病变较重、心脏功能不全的患儿，除注意卧床休息外，还需应用强心药［地高辛、卡托普利（开搏通）］和利尿药。对于一些发绀严重、细胞比容很高的患儿，平时宜多饮水，手术前12小时需吸氧、稀释血液，以改善缺氧状况。⑥饮食和营养。手术前需加强营养饮食，增强体质，但仍需控制食盐的摄入量。对于一些营养状况很差，进食困难的重病人，可以静脉内给予营养和输血。⑦术前谈话。这是术前准备工作的重要一环。谈话内容包括：患儿疾病的诊断，为什么要进行手术，手术是如何进行的，手术有哪些危险性，术后可能会出现哪些并发症等。让患儿家长充分了解手术的必要性和危险性。对于一些年龄较大已懂事的患儿，也要做好患儿的思想工作。

专家提示

自20世纪80年代中期起，多层螺旋CT和磁共振成像（MRI）技术广泛应用于先天性心脏病的形态学与功能诊断。两者相结合，对复杂的心内解剖、大血管异常及气道畸形已能提供准确的诊断，成为重要的非创伤性影像学诊断手段。

小知识 为什么有些先天性心脏病患儿有气道狭窄？

部分先天性心脏病可合并先天性气道狭窄，也可因为心房尤其左心房增大导致气道受压所致。对于有反复呼吸道感染、气喘、喉鸣音的患儿应行术前特殊检查，如CT，以明确有无气道狭窄。

25. 小儿全身麻醉后会对大脑有影响吗?

众所周知，外科手术离不开麻醉，没有麻醉，外科医师就“无用武之地”。麻醉一般分为全身麻醉和非全身麻醉。全身麻醉是保证心脏手术顺利进行的基本条件。常用的全身麻醉是结合应用气道吸入麻醉和静脉麻醉，在手术过程中按需要调整和维持不同的麻醉深度。麻醉药多为中枢抑制药，不管是吸入麻醉，还是静脉全身麻醉，药物进入人体后具有明显的选择作用，可保持患者安静入睡，消除记忆，应激反应迟钝，意识消失，有的还有镇痛作用，对心跳、血压及呼吸也有一定的

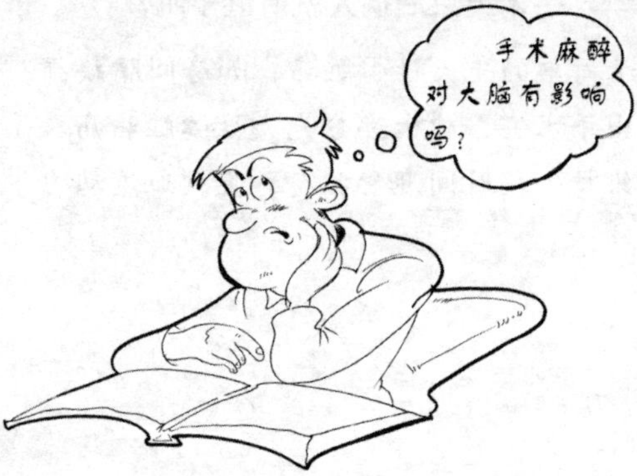

影响。目前所用的麻醉药在体内的浓度及作用容易控制，停用后很快自体内排出。上海儿童医学中心每年要为约4000例先天性心脏病病人实施全身麻醉，其中有些病人曾多次施行全身麻醉，并未发现对智力有明显影响。有些病人在麻醉过后会出现呕吐、头痛等不适表现，尤其大龄患儿，但都是属于正常的麻醉反应，大多会自行消失。极个别病人会出现过敏反应，术前询问有无过敏史及进行药物的过敏试验是必要的。但也不能认为小儿全身麻醉万无一失，肯定没有并发症了。因为任何医疗操作都是有风险的。有时术中发生大量出血，造成低血压就会影响病人的循环系统，需要和麻醉医师配合进行相关治疗和处理。另外，术前6小时禁食是防止麻醉状态下呕吐物误吸的重要措施。

专家提示

麻醉一般包括诱导、维持、清醒及恢复四个阶段。目前尚无一种药物在安全浓度下同时满足理想的麻醉状态，常需要多种药物配伍才能达到。先天性心脏病种类较多，常需要根据不同情况，制订不同的用药方案。

小知识 **手术结束后病人就清醒了吗？**

对于简单的先天性心脏病，如房间隔缺损，可以在清醒后出手术室，但大部分先天性心脏病病人手术后需要继续维持一段时间麻醉状态，直到血流动力学稳定才终止麻醉。

26. 心内畸形是如何得到矫正的？

目前主要有三种方法，即心外手术、心内闭合手术和心内直视手术。

（1）心外手术：主要用来治疗心外大血管的畸形，最常见的是动脉导管未闭和主动脉缩窄手术。此外，也用于姑息性手术。

（2）心内闭合手术：在心脏上做一个小切口，然后伸进一个手指或特殊的手术器械，在心脏内部做一些扩张、切割等动作。最常用于瓣膜疾病，如二尖瓣狭窄、肺动脉瓣狭窄及法洛四联症做右室流出道扩张术等。这种手术方法较简单，但由于手术精确性较欠缺，所以只能解决一些比较简单的病变。

（3）心内直视手术：此类手术在体外循环下进行，通常要为患者适当降温到32℃，这样机体对缺氧的耐受力适度提高，医生便可将病人心脏冠状动脉血液循环暂时阻断，注入心肌保护液，使心脏停止跳动，然后打开心脏做心内直视手术。一般来说，使用含血心肌保护液可以使心脏停跳45分钟左右，一些特殊配方的保护液，如HTK保护液，甚至可使心脏安全停跳4小时。心肌保护液的选择主要与外科术式有关，由外科医师视具体情况而定。

专家提示

先天性心脏病的发病率为6‰～8‰，未经治疗者约34%在1个月内死亡，50%在1岁内死亡，出生后早期死亡者多为复杂畸形或病情较重者。近年来，许多复杂的先天性心脏病在婴儿期，甚至新生儿期就能得到及时确诊和手术治疗，预后已大为改观，如果大血管错位，在上海儿童医学中心心脏中心的手术死亡率控制在5%以下。

小知识 **先天性心脏病能急诊手术吗？**

对一些严重缺氧或合并肺炎、心力衰竭药物不能控制及合并了重度肺动脉高压的先天性心脏病，如不及时手术，患儿将失去手术机会。随着心外科手术技巧日趋熟练，体外循环的设备及技术不断更新提高，一经确诊即可进行急诊或亚急诊手术。

27. 如何大致看懂超声报告？

经常有宝宝家属问到如何看超声报告，如何根据超声报告判断是否有肺动脉高压等，下面根据我中心超声报告做一个简要的解释和说明。

当然，正确的分析超声报告还是有赖于专业超声医师的操作，以下内容仅供参考。

首先来看一下我中心超声报告单，然后我们逐项分析各个参数的中文含义及代表的基本信息。

M型超声心动图（厘米）：

LVDd——左室舒张末期直径

RVDd——右室舒张末期直径

LVDs——左室收缩末期直径

RVDs——右室收缩末期直径

LVIVSd——室间隔舒张期直径

LVIVSs——室间隔收缩期直径

LVPWd——左室后壁舒张期直径

LVPWs——右室后壁收缩期直径

AO——主动脉直径

LA——左心房直径

注：以上各项随不同年龄有不同正常值，需具体情况具体分析。

心功能：

LVEF——左室射血分数。正常为55%～80%，若过小，说明心室功能低下，反之则心功能亢进，后者多为心力衰竭早期亢进表现。

LVFS——左室缩短率。正常值30%左右，跟LVEF正相关。

注：此两项为评价心脏功能的重要指标。

二维超声（平方厘米）：

LA——左心房

LV——左心室

RA——右心房

RV——右心室

MRA——二尖瓣瓣口面积

TRA——三尖瓣瓣口面积

注：以上各项随不同年龄有不同正常值，需具体情况具体分析。

频谱多普勒超声（米/秒）：

Aao——升主动脉

Dao——降主动脉

LVOT——左室流出道

RVOT——右室流出道

MPA——主肺动脉

MV——二尖瓣瓣口

TV——三尖瓣瓣口

注：以上几个部位流速正常情况下一般小于2米/秒。详细数值见下表。

心脏各瓣膜口最大血流速度正常值（米/秒）

项　目	小　儿	成　人
二尖瓣血流速度	1.00（0.8～1.3）	0.90（0.6～1.3）
三尖瓣血流速度	0.60（0.5～0.8）	0.50（0.3～0.7）
肺动脉血流速度	0.90（0.7～1.1）	0.75（0.6～0.9）
左室流出道血流速度	1.00（0.7～1.2）	0.90（0.7～1.1）
主动脉血流速度	1.50（1.2～1.8）	1.35（1.0～1.7）

Hatle T，Angelsen B Doppler Ultrasound in Cardiology. Philadelphia：Lea & Febiger,1982:72

彩色多普勒超声：

MR——二尖瓣反流

AI——主动脉瓣关闭不全（反流）

TR——三尖瓣反流

PI——肺动脉瓣反流

心房水平

心室水平

大动脉水平

注：以上几项正常情况下都应该为阴性。

28. 心脏内的“洞”补好后还会漏吗？

这里主要指室间隔缺损手术后是否会发生“漏”。直径在5毫米以下的室间隔缺损，一般采取直接缝合方式。较大的缺损要用补片，根据年龄和体重大小选择心包补片或涤纶补片。根据文献资料统计，补好的“洞”再漏的发生率约为5%。主要有以下原因：①多发性室间隔缺损。肌部室间隔缺损常常是几个缺损合并在一起，有时手术时很难完全暴露清楚，手术中仅缝合部分缺损，尚有部分残留。②缝线撕脱。在修补大的室间隔缺损时发生率较高。在修补时为预防缺损周围的正常组织，尤其是心脏的传导系统，缝线只能置于缺损的浅表层，心脏恢复跳动后随着心腔内压力增加，将部分缝线撕脱，导致残余分流。③修补不完全。大多发生在小的室间隔缺损，特别是有假性室隔瘤形成的病人，开口看起来较小，但基底部较大，如果仅将开口缝合，手术后常会发生残余分流。④手术后发生感染，如细菌性心内膜炎，手术后补片周围一旦发生感染，缝线处常会撕脱，造成部分残余分流。

专家提示

发生残余分流后的临床表现主要有心跳加快，杂音性质改变。确诊要通过心彩超或心导管检查。小量的残余分流（<2毫米）大多不需手术处理，会自然关闭。对分流量较大的残余缺损，常需要再次手术治疗。

小知识 **什么叫假性室隔瘤？**

指室间隔缺损的开口较大，随着血流的不断冲击，缺损边缘纤维组织增生，形成瘤样突出，类似火山口的形状，开口看起来较小，实际基底部比较大，而这个基底部才是真正的室间隔缺损大小。

29. 有些患儿手术后为什么还会出现心脏杂音?

心脏手术后出现的杂音也有正常和异常之区分。所谓正常的杂音，即某些手术后必定会出现杂音，但这并不影响畸形的矫正和心脏功能的康复，主要概括起来有以下几种情况。

(1) 瓣膜疾病手术后。最常见的是肺动脉瓣狭窄，这些患儿由于瓣膜的增厚、融合，造成肺动脉出口狭小，手术时将融合的瓣膜切开，血液便可畅通无阻。但是瓣膜的增厚不可能即刻改变，切开后的瓣膜不会像正常人瓣膜那样光滑、关闭密封，所以血流通过瓣膜时还会产生杂音，但这种杂音会随着术后时间的延长而逐渐变轻。

(2) 心内补片所致。这些补片多为人工材料，补片的位置会影响血流而在补片周围产生小的涡流，继而产生一定的杂音。最常见于肺动脉瓣下型室间隔缺损的修补。

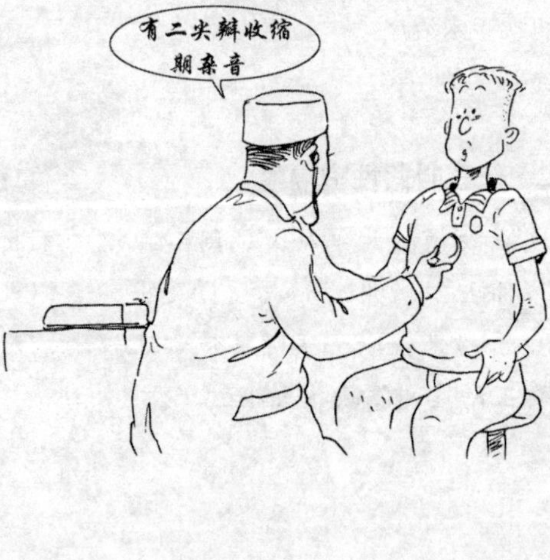

（3）重建的血流通道。常见于复杂性先天性心脏病，如肺动脉闭锁病人，需要在体动脉和肺动脉之间建立一种血管桥，血流通过时会产生杂音。

异常的杂音见于以下情况。

（1）手术后残余分流，如上所述。

（2）手术后残余梗阻。如右室流出道狭窄或梗阻病人，狭窄或梗阻解除不彻底，仍有一定压力阶差，血流通过时会有杂音。

（3）瓣膜狭窄或关闭不全。最常见于瓣膜疾病，瓣膜整形后如果仍有不同程度的狭窄或关闭不全，会产生收缩期或舒张期杂音。

专家提示

心脏术后所产生的杂音不一定都是异常的。术后早期医生常可以通过各种心内测压管，经采血化验和测压做出正确判断。在术后后期医生则可通过心脏超声和必要时的心导管检查，做出判断。

小知识 什么是杂音？

一般说来，如果血液在心脏的各部分之间流得太快或者力量太大，而使心脏壁或大血管壁发生振动，就会产生杂音。此外，心脏各部分之间的正常通道变得太狭窄，或者心脏存在不正常的通道，血液流经时会产生异常的“旋涡”，也会出现杂音。

30. 小儿也可以置换心脏瓣膜吗？

心脏分为右心房、右心室、左心房、左心室四个腔。右心房通过三尖瓣与右心室相连，右心室通过肺动脉瓣与肺动脉相连，左心房通过二尖瓣与左心室相连，左心室通过主动脉瓣与主动脉相连。心脏瓣膜在其中起“单向阀门”作用。正常的心脏瓣膜开放时可通过足够的血流量，关闭时血液则不可以反流。由于先天或后天的原因，心脏瓣膜失去正常的解剖结构和生理功能，开放时血流受阻，即心脏瓣膜狭窄，关闭时血液倒流，即心脏瓣膜关闭不全，有时候同一个瓣膜既有狭窄又有关闭不全。两个以上的瓣膜同时受累时，称之为联合瓣膜病。

先天性儿童瓣膜病以二尖瓣关闭不全和共同房室瓣为主，后天性或获得性主要由风湿性心脏病和感染心内膜炎所致，心脏各个瓣膜都可累及，发生粘连、狭窄、增厚、卷缩等。儿童换瓣术后并发症少，早期成活率与成人无差别。但是遇到的最大问题是生长发育，人工瓣膜的有效口径不够大，到时候还需要重新置换。同时终身抗凝血也将带来许多不便，如有不慎，外伤碰破，则会造成出血不止等严重后果。以下两点临床医师意见一致：①儿童心脏瓣膜尚无理想的替代物，小号瓣膜难以避免随发育成长后再次置换；②换瓣后变异因素多，不同于成人，儿童换瓣指征选择比较严格，原则上瓣膜病变尽可能首先选择瓣膜整形及修复，不到迫不得已不会选择瓣膜置换。

专家提示

小儿心脏瓣膜发生病变时，一方面心脏负担增加，心脏扩大，心功能受损；另一方面心脏排血减少，机体供血不足。临床表现为心慌、气短、呼吸困难、下肢水肿、尿少等，严重时出现心律失常、肝脾大、腹水，甚至休克。

小知识 有没有不需要抗凝血的人造瓣膜？

除了用人工材料制成的人工机械瓣，还有另一类是用同种或异种生物组织制成的生物组织瓣。机械瓣耐久性好，不易失效，但有血栓栓塞危险，需要长期服药抗凝血治疗，瓣膜寿命在15年或以上，生物瓣血栓发生率低，不需要抗凝血治疗，但易退行性变、钙化失效，耐久性差，瓣膜寿命在10年左右。

31. 为什么有些先天性心脏病患儿需要分期手术?

分期手术或姑息手术是指在目前病情下，尚不能进行根治而采取的手术或治疗，尽可能缓解和控制病情，为下一步的根治创造有利条件。其主要分为以下几类。

（1）增加肺血：目的使肺血增多，减少或减轻心腔压力负荷。

1）药物保持动脉导管开放，提供体及肺血来源。动脉导管依赖型先天性心脏病如肺动脉闭锁、严重法洛四联症，在出生后当动脉导管趋于闭合时，发绀迅速加重且引起猝死。诊断一旦确立，应采用静脉点滴前列腺素E1保持动脉导管开放，给患儿创造生存及进一步手术的时机。

2）增多肺血，体–肺分流术（B–T shunt手术）。临床用于肺动脉发育极差的法洛四联症，婴儿期肺动脉闭锁、三尖瓣闭锁伴肺动脉狭窄者等。用一种膨体聚四氟乙烯血管（Gore–Tex）连接左或右肺动脉与锁骨下动脉或升主动脉。

3）体静脉–肺动脉分流术（Glenn手术）。临床用于功能型单心室伴肺动脉狭窄病人。将上半身静脉血（等于1/3体静脉血）在低压下直接进入肺动脉进行氧合作用，不再流入右心房，“自右向左”的分流量相应减低，因而减轻右心室的负担35%～45%。

（2）减少肺血：肺动脉束带术（pulmonary banding）。对伴有大量左向右分流的婴儿患者进行的一种减状手术，希望能控制充血性心力衰竭及防止或终止肺血管阻塞性疾病的进一步发展。目前，主要适用于功能性单心室伴肺动脉高压者，采用肺动脉束带术，以限制肺血管阻力上升，以等待下一步手术时机。

专家提示

先天性心脏病的发展趋势是尽可能早做手术，尽早改善全身状况，最大限度保证患者生活质量。姑息手术是指在不能进行根治的情况下而采取的治疗，以改善血流动力学，缓解和控制病情，允许进一步生长发育，等待时机做根治治疗。

小知识　姑息手术后要等多长时间才能进行根治手术？

根治手术的时间受姑息手术方式、心脏及肺血管发育、诊治条件等制约，一般做完姑息手术后每半年要到医院进行一次全面的检查，包括心电图、胸部X线片、心彩超，必要时要进行心导管检查，由医生总体评价后再作决定。

32. 常见的姑息性手术有哪些？适应证和优、缺点如何？

常见姑息性手术方法、适应证及优、缺点见下表。

常见姑息性手术方法、适应证及优、缺点

手术名称	操作方法	适应证	优点	缺点
Blalock–Taussig分流术（即BT分流术）	锁骨下动脉与肺动脉端侧吻合	所有肺血少、肺动脉发育不良的患儿；2岁以上的患儿	分流时间长	损伤大，影响上肢供血；低龄患儿手术困难，术后肺动脉易扭曲
改良的Blalock–Taussig分流术	锁骨下动脉与肺动脉之间置入人造血管	所有肺血少，肺动脉发育不良的患儿；包括1岁以下的患儿	手术简单，损伤小；不损伤上肢供血；神经损伤小；可用于新生儿、婴幼儿	分流时间短，2年后2/3患儿供血不足
中央分流术	升主动脉与主肺动脉之间置入人造血管	双侧肺动脉发育不良，一般情况差，严重缺氧的患儿	手术简单，损伤小；血流均匀分布，双侧肺动脉发育均等；二期手术容易拆除分流	分流量难以控制，过多或过少都造成严重后果；心包粘连，二期手术困难
Potts分流术	降主动脉与左肺动脉端侧吻合	肺血少、肺动脉发育不良的患儿；包括1岁以下的患儿		难以控制肺血流量，易形成肺水肿、肺高压并发展为肺血管梗阻性病变；吻合口关闭困难（现已基本弃用）
Waterston分流术	升主动脉与右肺动脉端侧吻合	肺血少，肺动脉发育不良的患儿；包括1岁以下的患儿		难以控制肺血流量；吻合拆除困难；易形成肺动脉扭曲，双侧肺血不均（现已基本弃用）

续 表

手术名称	操作方法	适 应 证	优 点	缺 点
改良Brock术	闭式右室流出道疏通	肺动脉瓣口狭窄、主肺动脉及分支严重发育不良的法洛四联症患儿	搏动性血流冲击肺血管，有利于肺动脉发育；机械性和生理性减轻心室负荷	手术操作盲目，易造成传导阻滞、主动脉瓣损伤等并发症；心包粘连，二期手术困难（现多已弃用）
右室流出道-肺动脉扩大补片术	体外循环下右室流出道疏通，右室流出道至肺动脉扩大补片	肺动脉瓣口狭窄、主肺动脉及分支严重发育不良的法洛四联症患儿；室间隔完整的肺动脉闭锁患儿	体外循环下操作方便，安全；减轻心室负担；主肺动脉和双侧肺动脉发育均匀；肺血流量较易控制	心包粘连，二期手术困难；补片太大会造成肺血过多，肺动脉高压
Glenn分流术	上腔静脉与右肺动脉端侧吻合	三尖瓣闭锁、单心室伴肺动脉狭窄、大动脉错位伴室间隔缺损、肺动脉狭窄、部分法洛四联症患儿	分流时间较长；增加肺血的同时并不增加心脏的负荷；改善发绀等症状明显	心包粘连，二期手术拆除和重建困难；肺动脉-静脉瘘、右肺动脉和下腔静脉侧支循环形成
上腔静脉-肺动脉双向分流术	体外循环下上腔静脉与肺动脉端侧吻合	肺缺血型复杂先天性心脏病，单心室合并肺动脉闭缩、三尖瓣闭缩合并肺动脉闭缩等	增加肺血流量，提高动脉氧饱和度；改善缺氧，降低心负荷，增加心排血量；双侧肺血均匀	心包粘连，二期手术困难
半Fontan手术	基本步骤同上，上腔静脉近端与右肺动脉下缘端侧吻合	同上，为二期改良Fontan手术作准备	同上，二期手术的前期准备	心包粘连，二期手术困难

续 表

手术名称	操作方法	适 应 证	优 点	缺 点
肺动脉束带环缩术	收缩束带环缩主肺动脉	年龄小，肺充血型复杂先天性心脏病不能根治或不宜立即根治的患儿	减少肺血，控制反复发作的充血性心力衰竭和肺炎	一、二期手术累计死亡率不低；可造成右室漏斗部、主动脉下或肺动脉分叉处狭窄；室间隔缺损修补术后可能出现肺动脉再狭窄
Blalock-Hanlon手术	闭式房间隔切开	完全性大动脉转位无足够的体、肺循环交通	提高氧饱和度，为根治术做好准备	手术操作盲目，危险性大（现已基本弃用）
球囊导管房间隔扩开术	带球囊的导管作房间隔扩开	完全性大动脉转位无足够的体、肺循环交通	提高氧饱和度，为根治术做好准备;损伤小,操作简单	
姑息性Mustard手术和姑息性Senning手术	体外循环下心房内转位同时人为造成室间隔缺损	已有肺动脉梗阻性病变的室间隔完整完全性大动脉转位患儿	提高氧饱和度，延长生命	

33. 什么是单心室修补？什么是双心室修补?

有些复杂性先天性心脏病两个心室中某一个心室发育严重不良或结构异常，无法用手术矫正或矫正后不能承担体循环或肺循环工作，因此，手术矫正的结果必须把两心室当一个心室用，这种手术矫正的方法叫单心室手术。它见于单心室三尖瓣闭锁，二尖瓣闭锁，右心发育不良，肺动脉闭锁等，还有一些复杂性先天性心脏病，两心室虽发育尚可，但因某些结构异常无法做双心室矫正，也只能做单心室手术如大动脉转位、右心室双出口、Ebstein畸形等。

典型的单心室修补路线为：BT分流手术→Glenn手术→Fontan手术；如果选择了单心室修补路线，意味着患儿的心脏最终只能作为左心系统使用，我们称之为生理性根治，而不是解剖性根治。

理解了单心室修补就比较容易理解双心室修补了。通常我们进行的室间隔缺损手术、房间隔缺损手术、完全性房室间隔缺损手术都是双心室修补，即最终能够保证心脏的左右心系统都能正常工作。

34. 什么是一又二分之一（$1\frac{1}{2}$）心室修补?

在单心室修补和双心室修补之间，还有一种$1\frac{1}{2}$心室修补手术，多见于Ebstein畸形的患儿，即在Glenn手术的基础上，保持下腔静脉可以通过发育不良的右心室，再回到肺动脉。从这个意义上来说，相当于心脏保留了一个左心室的功能和半个右心室的功能，因此称之为一又二分之一心室修补。

35. 所有的先天性心脏病患儿都能进行手术治疗吗?

随着心外科迅速发展，手术方法不断改进，医疗设备不断完善，手术的指征范围也在不断扩大，几乎所有的先天性心脏病都能进行手术矫治。一般常见的非发绀型先天性心脏病，大部分已能施行根治手术，效果很好。如肺动脉狭窄、房间隔缺损、室间隔缺损、动脉导管未闭、主动脉狭窄等，其手术成功率多数可达98%以上。发绀型先天性心脏病手术成功率稍低，但常见的法洛四联症、法洛三联症手术成功率也可达95%以上。某些畸形复杂的先天性心脏病，如单心室、完全性肺静脉畸形引流等，其手术成功率也在80%以上。以前不能手术的患儿，目前也可以手术治疗。现在，有些严重的心脏病在新生儿期（出生后1个月内）就能进行手术治疗。绝大部分先天性心脏病患儿，除了心脏畸形外，身体其他部分都是正常的，如果心脏畸形经治疗矫正后，完全可能经历正常的生长发育，同正常人一样的生活、学习和工作。

对一些失去手术时机，如已合并器质性肺动脉高压病人，肺血管已有不可逆病变，心内畸形不能矫治，否则可产生肺高压危象，如心率加快、血压降低、低氧血症，最后死亡。对这类病人要行肺或心肺移植（详见下述）。

专家提示

随着医学科学的发展，所有的先天性心脏病都可以手术矫治。而大多数先天性心脏病如果不治疗，心脏畸形会越来越复杂，病情越来越重。所以，早发现、早诊断、早治疗是关键。

小知识　胎儿也能进行心脏手术吗？

随着胎儿心脏超声和心导管技术的发展，国外已有胎儿心脏手术的报道，医生已经成功为体重仅800g的胎儿实施心脏手术，但目前胎儿手术具有严格的适应证，手术风险较大，手术效果还有待进一步明确，因此并未广泛地推广到临床一线使用。

36. 小儿也可以进行心脏置换手术吗？

心脏移植应用于人类，起始于1968年，经过40多年的实践及研究，到目前为止，全世界已经完成心脏移植手术2万多例。某些复杂的先天性心脏病因心脏畸形严重，不能用一般外科手术矫治者，如左心发育不良综合征，复杂的单心室伴主动脉下狭窄，心内膜弹力纤维增生症等，可在婴幼儿期或儿童期进行心脏移植。

自1981年开始，儿童心脏移植逐渐增多。至1999年，全世界有226个医疗中心可以完成小儿心脏移植。随着手术技术及综合治疗的改进，小儿心脏移植的死亡率逐步降低，1982～1998年3947例心脏移植，8年存活率近60%。我国到2000年已有19个医学中心开展心脏移植237例，但儿童及青少年患者较少。国内儿童心脏移植主要受限于供体和受体之间心脏体积大小，供体来源困难等诸多原因，进展较为缓慢。

心脏移植是一个复杂的临床治疗工程，手术仅仅是一个开始。最重要的治疗是抗排斥药物治疗。人体对非自体的组织及器官具有天然的排异性，这是人体免疫系统的功能，因此术后服用抗排斥药物则是必需的，以抑制机体的免疫功能，使移植物免受排斥反应而失去功能。预防感染治疗也是一个重要环节，由于免疫功能被抑制，机体不但对异物不排斥，且对入侵的细菌、病毒、真菌也失去了抵抗能力，而易患严重感染性疾病。

专家提示

国外开展心脏移植较早的医院，心脏移植后1年存活率可达90%以上，5年存活率80%以上，最长寿命已经20年以上。心脏移植后病人虽需终身服药，但可以有很高的生活质量，可以正常工作及生活。

小知识 **心脏移植后要服用哪些药物？**

目前最有效的药物是环孢素（环孢霉素A），此外，还有他克莫司（FK506）、硫唑嘌呤、泼尼松龙（强的松龙）、抗胸腺细胞球蛋白及单克隆抗体（OKT3），以及中药的雷公藤等，都有较强的抗排斥作用，但都不能替代环孢霉素A，临床大多联合用药即同时应用两种以上药物。抗排斥药物终身服用，仅有极个别病例因有免疫耐受可免于服药。

37. 什么是体外循环？所有心脏手术都需要体外循环吗？

广义而言，只要是将血液引流至机体外，经过一定的处理（氧合、透析、洗涤等）再回输给人体就可称为体外循环。现在随着体外循环概念的拓展，有些直接用人工设备在体内对血液进行处理的方法（人工心脏等）也包括在体外循环的概念内。对于心脏手术而言，一般所称的体外循环仅仅指心肺转流，

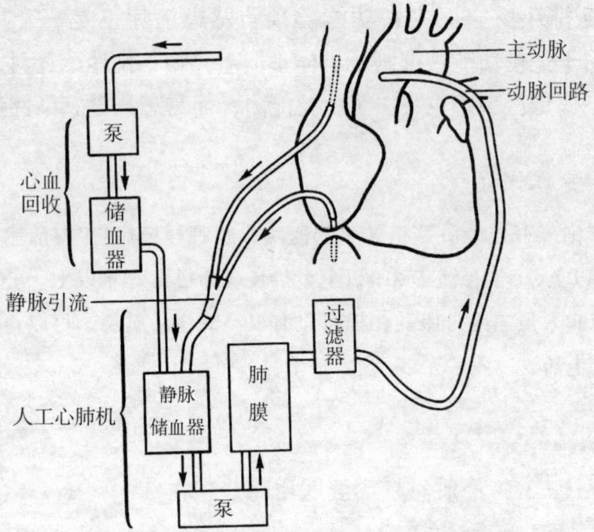

即将血液引出人体，经过氧合、添加动力和过滤后回输人体。

那为什么许多心脏手术都必须在心肺转流下进行呢？这是因为人体的心脏是一刻不停地跳动着，而要在跳动的心脏内部进行手术操作，比如修补室间隔缺损是不可能的，血液的存在和搏动的心脏使外科医生连缺损在哪里都看不清楚。要进行准确精细的心脏畸形修补，唯一的方法就是让心脏停止跳动，把心脏内的血液吸干净。但是心脏的功能是为全身血液循环提供动力，一旦心脏停止跳动，全身血液循环停止，组织缺血缺氧，几分钟就可以导致死亡。为了克服这个难题，经过几十年大量的研究和实验，终于在20世纪50年代初创建了基本的心肺转流系统，为心脏手术的实施提供了可能，这是心脏手术学上一个划时代的进步。

心肺转流系统又称人工心肺机。人工心肺机是一套能暂时替代人的心脏和肺工作的装置。其特殊装置包括人工心、人工肺，附加装置有变温器、超滤器等。①人工心脏：主体部分由

3～5个泵组成，血泵是体外循环的动力，用以代替心脏的排血功能。②氧合器（人工肺）：主要进行气体交换，使静脉血氧合并排出二氧化碳，有鼓泡式和膜式两种氧合器。③变温器：调节体外循环中血液温度的装置。④储血室：内含滤过网和去泡装置，用作储存预充液，心内回血等。⑤滤过器：滤过气泡、血小板凝块、纤维素、脂肪粒、硅油栓及脱落的微小组织块等。⑥监测仪器：主要观察各项生命指标的变化，如动脉血压、心率、氧饱和度、冠状动脉灌注压力及血气电解质等。

专家提示

体外循环是指用一种特殊装置暂时代替人的心脏和肺脏，进行血液循环及气体交换的技术。保证手术时清晰的手术视野和心脏以外其他重要脏器的供血，包括血泵、氧合器、变温器、储血室和滤过器五部分。

小知识 **体外循环对智力和记忆力有影响吗？**

体外循环是很成熟的技术，目前广泛用于心血管手术，安全性很高，对大脑的影响很小。随着科技的进步、医学的发展和体外循环设备及技术的不断创新，体外循环的应用领域也越来越广。

38. 为什么小儿体外循环前后都要输血？

体外循环中，患者的血液要引流至体外，经过心泵、氧合器以及其他一些必要的设备再回输至动脉。在这个过程中血液中不能混入气体，那么这些设备以及相应的管道就必须充满液体。一般来说，根据体重的不同，这些设备中所需要的液体从几百毫升至1000多毫升不等，称为预充量。

由于小儿年龄小，体重轻，自身体内的血液比较少，而且很多心脏病患儿还有不同程度的贫血，如果在预充的液体中不使用血液会严重稀释患儿的血液。那样血液不能携带足够的氧气，在手术当中就不能满足机体组织对氧的需求，而且小儿各组织器官没有发育完全，组织间隙也比较疏松，如果灌注过程中血液不足还会引起明显的水肿，影响手术以后的恢复。

另外，由于在体外循环状态下，血液的性状也有一定的变化，不能全部使用血液预充，那样必然使手术过程中存在一定程度的血液稀释，术后也要通过输血来逆转血液稀释状态，所以在小儿心脏手术中和手术后大都需要输注一定量的血制品来保证手术的顺利进行和手术后的恢复。

39. 体外循环中为何要降温？什么时候要用深低温技术？

心内直视手术又称作低温体外循环下心内直视手术。心脏手术为什么要加低温呢？这是有一定道理的。心内直视手术尽管可用体外循环的方法来暂时替代人体心脏的工作，但是由于插管等原因，体外循环带给全身的血流量毕竟达不到自身循环的要求。一般来说，体外循环的血流量仅相当于自身循环血流量的70%，长时间的体外循环必定会造成组织缺血、缺氧，导致严重的并发症。

那怎么解决这个问题呢？早在20世纪60年代初，科学家们就从动物的冬眠中得到了启发：为什么青蛙、蛇这些动物在冬眠时呼吸、心跳变得这么慢？为什么这些动物冬眠时可以几个月不吃东西，而能继续生存？为什么鳖（甲鱼）、乌龟等一些冷血动物的寿命如此长？原来这里有一个重要原理，就是它们的体温降低了。

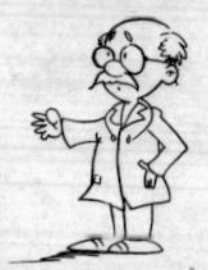

当机体的体温降低时，体内的新陈代谢也就相应降低，对氧气和食物的需要量也就大大减少了。科学家们经过实验证明，在一定的温度范围内，体温每降低10摄氏度，人体的氧消耗量便可减少一半左右。由此可见，当冬眠动物随着冬季的到来，体温相应降低，它们体内的代谢率和氧消耗量也随之降低。难怪这些动物可以数月不吃而照样生存。

于是，医学家们就把低温的方法应用到心脏手术上来。早期医生用一个大冰袋将病人麻醉后放置在冰袋内，小儿则大多用降温毯，让患儿躺在4摄氏度的冷水循环的橡皮毯子上，逐渐降温。根据畸形的严重程度和手术的复杂程度将病人体温分别降至30摄氏度、25摄氏度或20摄氏度，在这样的体温下，人体对缺氧的耐受能力大大提高了，再配上体外循环辅助，外科医生便可从容不迫地在心脏内做各种手术。近年来，随着心脏手术技术的不断发展，许多过去认为不治之症的婴幼儿复杂性心脏畸形也相应得到了矫治，这就对低温体外循环提出了新的要求，进而发展出深低温停循环技术，就是将患儿体温降至20摄氏度以下，然后可以暂停一段时间的体外循环。这其中主要是两种情况。

第一种是因为患儿年龄小，体重轻，血容量也少。一个3000克体重的小婴儿，全身的血容量仅250毫升，要维持体外循环平衡则相当困难。加上体外循环中必定有多根插管插在心脏上，而这多根插管会影响外科医生的视野，操作的时候也会碍手碍脚，那时就需要使用深低温技术，把体温降至20摄氏度左右甚至更低，以降低机体的代谢率，这样就可以暂停体外循环，把插管都拔掉，使外科医师顺利完成操作，然后再重新置放插管，开始复温。

第二种往往是因为多次手术的病人，由于以前的手术瘢痕使心脏和周围组织粘在一起，外科医师手术的时候很容易引起心脏周围组织的出血，影响手术操作，这时采用深低温技术暂停体外循环，就可以减少周围组织的出血，便于手术操作。

由于有深低温的保护，病人停循环时间可达数小时而不致产生明显的缺氧后果。一旦手术结束再将管子插回心脏，重新建立体外循环，再使病人体温逐渐恢复。上海儿童医学中心小儿心胸外科应用这种方法治疗了数百名体重在10 000克以内的婴幼儿先天性心脏病患儿，并取得了很好的治疗效果。

40. 心脏手术中怎样使心脏停下来？

要进行心内畸形的手术，光有体外循环的支持还是不够的，虽然在体外循环的支持下心脏和肺脏的功能被替代，但如果心脏一直在跳动，那么外科医师也没有办法进行精细的操作，特别是那些小婴儿，心脏也就比鸡蛋大不了多少，少许的偏差就会导致手术的失败，所以心脏手术中一定要让心脏停下来，才能顺利完成手术。

那么，怎样才能让心脏停下来呢？这也是心脏手术中的难题之一，最早仅通过降温的手段，但这种方法往往引起手术以后心脏恢复困难，甚至直接导致病人死亡。现在经过世界上许多心脏外科专家的摸索和改进，心脏手术中常规使用心肌停跳液，又称心肌保护液来使心脏停跳。心肌保护液不仅依靠低温，而且含有可使心脏松弛的高浓度钾离子，可以使心脏在手术过程中保持安静。此外，心肌保护液还添加了一些特殊的药物，保护心肌细胞，有利于术后促进心脏功能的恢复。

41. 为什么手术后有的病人心脏跳不起来？如果跳不起来怎么办？

心脏手术中使用的心肌保护液可使心脏迅速停跳，有利于外科医师的手术操作，在手术结束后，病人的心脏需要恢复自

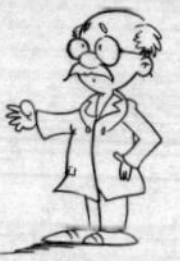

身的跳动，继续承担维持血液循环的功能。有的病人心脏可以在手术操作完毕后自动复跳，顺利恢复一定程度的功能，维持患者生命，但也有一部分患者手术以后心脏不能自动复跳，产生心室颤动。发生这种情况的原因有很多种，其中最主要的原因就是患儿本身心脏功能差，不能自动恢复，这时就需要医师采用一些特殊手段，比如电击除颤等方法来唤醒心脏。采用这些方法后，几乎所有的心脏都能够恢复自主节律，但也有个别例外情况。

42. 术后为何会出现传导阻滞？

心脏的跳动是由心脏内特殊的传导系统控制的，而这些传导系统的走向虽有固定的模式，但从未在病理学上加以明确的界定，人类的肉眼更加不可能看到这些传导系统。打个比方说，传导束类似我们装修过程中埋在墙体里面的电线；在外科手术中，手术医师仅能凭借经验来尽可能避开传导束密集的部位，但对于某些可能存在变异的病例来说，有时候可能就会显得不那么“走运”了。如果传导束的总线被缝线牵拉或者切断，患儿术后复跳后可能会出现传导阻滞。传导阻滞按照严重程度分别为一度、二度和三度，其中以三度最为严重，可能需要因此安装永久起搏器。

43. 外科医生如何在术中处理传导阻滞？

如果患儿术前心率正常，术后复跳出现传导阻滞，那么无疑外科操作是造成这一情况的唯一原因。对某些病例，外科医生会采取拆除缝线的做法，但某些情况下，再次缝合对于心内结构来说可能是具有破坏性的，那么外科医生则不会选择重做。据不完全统计，手术过程中产生的传导阻滞，会有50%的病例在术后数天至数周自动恢复至正常心率；但对于持久不能恢复的病例，只能选择安装永久起搏器。这本身就是心脏手术的主要风险之一，需要客观看待。

44. 术后复查出现心电图偏移或者束支传导阻滞会影响心功能吗？

如果进行了心脏手术，心脏上进行了切口操作，包括缝合及瘢痕形成等，那么术后的心电图势必不会是正常的。通常来说，轻度的电轴偏移及右束支传导阻滞对心功能不会产生明显影响，只需定期复查即可。

45. 为什么心脏手术后出血比较多？

任何手术都会引起一定的出血，而心脏手术后出血的量较一般性手术多，这同以下一些原因有关。

首先，心脏手术中，外科医师进行操作的部位是心脏及其附近的大血管，这些部位一旦有损伤必然会引起出血，即使手术医师操作非常精细，那些心脏和大血管上的刀口虽然经过缝合后仍会有一些渗血。

其次，心内畸形矫治手术中需要采用体外循环技术，而大家都知道，血液离开血管后就会凝固，为了保证体外循环过程中血液的流动状态，就需要在体外循环前使用抗凝血药物肝素，而相应的体外循环后就使用鱼精蛋白中和肝素，恢复凝血功能。不过，在这个过程中，由于每个人代谢情况不同，不可能做到精确地中和，而肝素和鱼精蛋白这两个药物过多都会影响机体正常凝血功能，所以也会引起一定的出血。

最后，有些小儿手术时年龄相当小，有的在出生后几天内就必须进行手术，那小儿自身的凝血系统尚未发育完全，体外

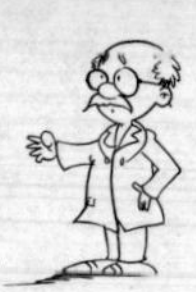

循环过程更会对其产生严重的干扰，进一步增加了手术后的出血量。

46.为什么有的病人要在大腿上插管？

一般在体外循环下行心内畸形矫治手术的病人都是打开胸腔，把体外循环用的插管放置在心脏周围恰当的位置，然后进行转流及手术。但有些特殊病人，比如多次手术的病人，由于以前的手术引起的瘢痕增生，使心脏粘在胸骨后面，外科医师打开胸腔时很容易损伤心脏，引起大出血。为了防止这一情况，有时在大腿根部插管先开始体外循环，在保证血液循环的同时也使心脏体积略微缩小，增加手术安全性，减少大出血的概率。

47. 缝合胸骨到底用钢丝还是可吸收PDS丝线？

缝合胸骨一般采用钢丝和PDS丝线，过去心脏中心均采用钢丝关胸，近些年已经逐步改进为25千克以下患儿采用PDS丝线关胸。大于这个体重的患儿才会使用钢丝缝合胸骨。

PDS丝线即聚二氧六环酮丝线（poly dioxanone sutures），可以在人体内逐步吸收，现将它与钢丝的特点对比如下。

	钢　　丝	PDS丝线
缝合强度	★★★★★	★★★★
可吸收性	有	无
降解时间	不降解	182～238天
不良并发症	钢丝断裂	丝线断裂
优点	牢固（特别对于30千克以上患儿）	可吸收
缺点	体内终身残留金属物	牢固性稍差

48. 为什么手术后有的病人尿液颜色是红的?

正常人尿液的颜色呈黄色或淡黄色，而心脏手术后的病人有时候尿液颜色为红色或者茶色，这主要由体外循环过程中血液受到破坏所引起。在体外循环过程中，有很多因素可以引起血细胞破裂。首先，心泵在推动血液的时候会对血细胞产生挤压，有的血细胞就被压碎；其次，心脏手术过程中必然有一些血液会进入心脏，如果不将其清除，就会使外科医师看不清，清除这些血液的方法就是用负压把它们吸掉，而为了节约血制品，吸走的血液又会回到病人体内，而负压吸引时会引起血细胞碎裂；再次，仅仅血液和空气的接触就会引起一部分血细胞破裂；最后，发绀型先天性心脏病患儿体内的血细胞比正常血细胞脆，更容易破裂。这些破裂的血细胞释放出来的游离血红蛋白由肾脏从尿液中排出。如果手术时间短，那么破坏的血细胞数量不多，肉眼看不到异常，而如果手术时间长，由尿液排出的游离血红蛋白量比较多，就会使得尿液颜色改变，成为红色或者茶色。

49. 体外循环技术在抢救病人时有什么作用?

在前面曾经提到，心脏手术中所采用的心肺转流技术只是体外循环技术的一种，主要用于心脏手术中替代心肺功能。那大家就会想到，如果不做心脏手术，体外循环技术也可以替代心肺功能，用来抢救病人。确实是这样，有的体外循环技术还可以在危急时刻挽救病人的生命。就拿小儿心脏手术来说吧，有些病人由于手术损伤或者其他一些原因，心脏和（或）肺脏功能不能维持正常的生命需要。这时医师就要对病人进行判断，估计患儿心脏和（或）肺脏的功能是否存在恢复的可能，如果可能的话，那就可以根据实际情况采用长时间体外膜肺氧合或者心室辅助的方法支持患儿心肺功能，等待机体自身的恢复能力来恢复心肺功能。等心肺功能恢复到一定程度时，就可以脱离体外循环的支持，继续康复。

50. 为什么有些病人手术后不能脱离体外循环？

心脏手术中，心脏停止跳动，心内操作完成后心脏恢复跳动，重新开始维持血液循环，大多数患者都能够顺利完成这一过程，但也有一些患儿由于手术以前畸形特别复杂，或者心功能非常差，经过心脏手术和体外循环后由于大手术创伤严重，而且体外循环必然对机体有一定的不良反应。这些因素结合在一起，使得心脏供给的血液不能维持组织器官的基本需要，不能脱离体外循环。还有一些患儿因为心脏畸形和其他原因罹患严重的肺部病变，如肺动脉高压等，手术后肺动脉高压影响肺部血液循环，进而影响全身，也使患儿不能脱离体外循环。

51. 为什么小儿心脏手术后要用超滤？

如前所述，小儿心脏手术所使用的体外循环中必定要采用血液稀释技术，而手术结束后则需要尽快逆转血液稀释状态，促进组织器官的氧供，从而促进术后恢复。以前，矫正血液稀释主要依靠输注血制品的方法，但是输注血制品不仅存在加重患儿的液体负荷、存在输血反应等影响心功能恢复的弊端，而且还增加血源性感染疾病的传播，降低机体免疫能力，不利于机体的迅速康复。为了避免上述不利情况的发生，自20世纪90年代中期起，上海儿童医学中心开始采用国际上先进的改良超滤技术，在体外循环结束后10分钟左右的时间里，最大限度地逆转血液稀释，减少围心脏手术期血制品用量。而且研究表明，使用超滤技术不仅浓缩血液，还有利于机体组织水肿的消退，促进心肺功能的恢复，因此，现在上海儿童医学中心已经把改良超滤技术作为婴儿及重症患儿的常规技术，还进一步根据患儿的实际情况联合应用常规超滤、平衡超滤等方法，充分发挥超滤的作用，减少手术的不良反应，促进患儿手术以后的恢复。

52. 什么是ECMO和VAD?

体外膜肺氧合（extra corporeal membrane oxygenation，ECMO）是一种医疗急救设备，用以暂时协助大部分医疗方法皆无效的重度心肺衰竭患者进行体外的呼吸与循环。ECMO除了能暂时替代患者的心肺功能，减轻患者心肺负担之外，也能为医疗人员争取更多救治时间。ECMO用于儿童患者因容易产生并发症，所以可用于辅助期一般仅几日至十几日，而用于成人患者的辅助期则较长。ECMO的功能可以涵盖或者代替肺功能，而VAD则有所不同。

心室辅助装置（ventricular assist device，VAD）用于部分或完全替代心脏工作，以维持人体正常血液循环的机械泵。该装置能够从左和（或）右心室收集血液，并将这些血液经主动脉送至外周组织或重要器官（如脑、肾、肝及四肢等）。VAD只用于辅助心脏功能，无法替代肺部的氧气交换功能。

在临床上，VAD可用于以下两种情况。

（1）治疗心力衰竭，如帮助等待心脏移植的患者度过危险期，或维持那些无条件接受心脏移植，但心脏功能已经基本丧失的患者的生命。

（2）协助完成心脏手术，即在术中和术后恢复期采用VAD替代心脏工作，以让患者的心脏获得充足的休息。

第4章

先天性心脏病的围术期用药

53. 小儿心脏病手术前后要用哪些药?

为减轻先天性心脏病患儿的心脏负担和改善其心功能状况，手术前后一般使用三种药物：强心药、扩血管药和利尿药。强心药，顾名思义，其作用就是加强心脏功能的药；扩血管药则是通过扩张血管来减轻心脏负担的药；利尿药是帮助患儿排出小便的药。

专家提示

认真听取指导用药医生的叮嘱，不要擅自改变药物剂量或停用某种药物。服药期间，病情发生变化，请随时就诊。

小知识 常用的扩血管药有哪些?

目前常用的扩血管药主要有静脉用和口服两种。住院期间（尤其在重症监护室内）一般选用静脉用剂型，因为静脉使用扩血管药物起效快、容易调整剂量。出院带药一般选用口服扩血管药，以便于家长喂药。一般在住院期间，医生按照患儿情况，将静脉用改为口服。

54. 小儿心脏病手术前后为何要用强心药?

先天性心脏病患儿手术前后有不同程度的心功能受损。手术前使用强心药可改善心功能和心脏后备能力，调整患儿整体状态，使患儿能够耐受手术。这好比让正常的孩子均衡营养，以增强体质一样。

心脏手术使患儿经历了一次重创，为了让患儿尽快复原过来，也需要使用强心药。强心药的种类繁多，医生会根据患儿病情，扬长避短，选用适宜于患儿且不良反应小的强心药。

专家提示

因为存在个体差异，每个患儿的病情和体质各不相同，医生会酌情使用强心药。因此，即使是同一病种，可能所用强心药也不同；家长间不需互相比较。

小知识　常用的强心药有哪些？

常用的强心药有两种。一种为增加心肌收缩力的药，使用这类药物可使患儿的心跳更有力。另一种为改变患儿心跳快慢的药。因为心跳过快或过慢也会影响心功能。每个年龄阶段的孩子心跳的正常范围各不相同。一般而言，年龄越小心跳越快；安静时和活动时的心跳也不同，活动时的心跳要快于安静时。需按照医生的医嘱口服减慢心跳的药。

55. 地高辛服用注意事项有哪些？

服药的剂量要准确，不可随意增加和减少剂量，不可自行停药，如果吃药后15分钟内吐掉要及时准确补吃。

服药时间要准确，每12小时服1次，安排在早上7点和晚上7点，不可随意改变。

服药前测脉搏或心率，出现心律失常或心率慢于一定的次数则停药1次，具体如下。

小于3个月：小于120次/分

1岁以下：小于100次/分

1～5岁：小于90次/分

大于5岁：小于80次/分

服药后观察有无不良反应。

（1）消化道反应：食欲缺乏，恶心、呕吐等。

（2）神经系统反应：烦躁不安，头痛、头晕、疲乏、视物模糊，出现黄视、绿视。

（3）心脏不良反应：出现室性期前收缩，呈二联律、三联律，阵发性心动过速，房室传导阻滞和心室颤动等。

如有上述表现，及时就诊。

对低钾血症、房室传导阻滞等患者慎用或不用。

56. 服用地高辛时能否服用钙剂？

一般家长均认为服用地高辛时不能服用钙剂，其实这是一个误区。静脉用地高辛时禁忌同时使用钙剂。有的患儿出院后需服用较长时间的地高辛，孩子处于生长发育期，若不添加钙剂，有时会出现一定程度的缺钙。口服地高辛时，可服用钙剂，仅需错时服用即可。

专家提示

将地高辛的服用时间与钙剂错开，一般服用地高辛为早晚2次，家长可将服用钙剂时间安排在中午，同时别忘了服用鱼肝油。

57. 出院后服用呋塞米（速尿）为何需同时服用氯化钾？

出院后服用呋塞米需同时服用氯化钾，因为呋塞米在排出小便的同时，也排出了钾离子。血液中钾离子浓度低于正常，易发生心跳不规则。为防止发生心跳不规则，在服用呋塞米时，必须同时服用氯化钾，家长们千万别忘记。

专家提示

出院带药时不妨多备一些氯化钾，因为氯化钾液剂口感非常苦涩，有的孩子容易将氯化钾吐出来，家长需再喂一次。大孩子一般给予氯化钾片剂。目前的剂型为控释片，需整粒服用，在24小时内药物会均匀地释放，使得血液内的氯化钾浓度比较均匀、恒定。因此，千万别将氯化钾控释片掰开来服用。

58. 小儿心脏病术后心跳不规则（心律失常）的种类有哪些？

笼统地分，小儿心脏病术后心跳不规则有三种：心跳过快（心动过速）、心跳过慢（传导阻滞）及心跳不整齐（期前收缩）。一般而言，心动过快或不整齐需用药物控制。心跳过慢（传导阻滞）的患儿需安装起搏器。

专家提示

服用治疗心跳不规则的药前需数心跳；需严格遵从医生的建议，不要随意停用或加减量。此外，定期到当地医院复查心电图也很重要，可察觉异常情况。

59. 对于说明书中有“心脏病慎用”的药物应该如何选择？

对于此类药物，最好能够咨询相关专业医师。但对于进行过根治手术的简单先天性心脏病患儿来说，一般不会影响孩子的用药。因为此处的“心脏病”是个很宽泛的概念，还包括成人的冠心病等。

60. 宝宝术前或者术后发热都需要挂盐水和使用抗生素吗?

很多情况下，当宝宝发热、鼻涕、咳嗽时，宝宝父母会觉得挂盐水比吃药更加有效，其实这是一种很大的误区。

首先，发热、咳嗽，往往都是由病毒性感染引起的，而对于病毒性感染，抗生素是没有任何疗效的，而目前所谓的抗病毒药物，如利巴韦林等，也并非对病毒感染非常有效。因此，单纯性病毒感染都是靠机体自身的抵抗功能战胜的，这样的过程一般需要5～8天，也就是说，在这一段时间内，宝宝可能出现反复的发热。

38.5℃以下的体温往往是不需要处理的，只需要让孩子充分休息，多饮水即可（这时候胃口往往比较差）；而38.5℃以上的体温则需要人为干预，一般服用布洛芬混悬液（美林）即可，如果还有热度，可以间隔4～6小时再次服用美林。

需要注意的是，超过40℃有的小孩会出现高热惊厥，在发热高峰期，要注意观察孩子的情况。

其次，所谓的挂盐水，就是通过静脉把抗生素或者其他药物直接应用于人体，相对于口服和肌内注射来说，这种给药方式的生物吸收率和利用度要高些，但这并不意味着静脉输液就可以加速疾病的恢复。对于病毒感染，输注抗生素是不会有效果的，而输注抗病毒药物的效果也并不确定。如果能够保证宝宝的进水量，以及适当应用口服的中成药，效果也未必比输液差。

我们往往遇到的现象是，宝宝在门诊为了吊盐水（输液）挤在拥挤不堪的输液室，折腾了数天，体温总算下来了，但究竟是自然病程结束所致，还是药物起效，很难判断。

提出以下几点建议。

（1）发热时不要惊慌，先适当降温，保证宝宝休息及进水量。

（2）必要时给予中成药，如抗病毒口服液、猴枣散等。

（3）发热超过2～3天，应到医院进行血常规化验，如果白细胞（WBC）没有上升，说明多为病毒感染，无须使用抗生素，更不必急于输液治疗。

（4）一般发热有一个高峰期，比如某个夜晚持续高热不退，可以多次服用美林，这种情况下没有更好的退热办法，除非使用激素。40℃以上可能出现高热惊厥，要注意及时监测体温变化。

（5）病毒感染所致发热病程一般在1周左右，如果1周后体温仍有波动，建议再次复查血常规，明确有无其他细菌感染的情况。

61. 小儿心脏病术后利尿药要服用多久？

小儿心脏病术后利尿药服用的时间依病情而定。如果患儿术后心脏比较大，面部（尤其是双眼睑）、足背比较肿，尿量比较少，小孩子比较哭吵，大孩子有腹痛等症状，提示需服用利尿药。以上症状改善，在医生的建议下，调整剂量或停用。复杂、重症先天性心脏病的患儿，术后需服用利尿药时间较长，一般为3～6个月，有的甚至更长。

专家提示

在调整剂量或停用利尿药的1周内，家长需密切观察患儿的尿量多少，有无面部（尤其是双眼睑）、足背比较肿，尿量比较少，小孩子比较哭吵，大孩子有腹痛等症状，以便及时重新调整剂量。利尿药的撤离需遵循逐步减量的原则。

62. 氯化钾和呋塞米应同时服用吗?

服用呋塞米的同时应服氯化钾。因为呋塞米为快速利尿药，它在排出尿液的同时排出大量的钾离子，钾离子是细胞内液的主要阳离子，低血钾可使心脏兴奋性、自律性增高，易形成异位节律。患儿还会出现精神萎靡、四肢无力等精神症状及呕吐、胃口差等表现。严重的低血钾可导致严重的心律失常，可危及生命。因此，服用呋塞米的同时要服用氯化钾。服用氯化钾以口服最安全，做到“见尿补钾”，即服用呋塞米后如长时间无尿，要引起警惕，最好在咨询专科医生后再由医生决定是否服用氯化钾。

专家提示

氯化钾和呋塞米是先天性心脏病患儿术后最常用的药物，要加强药物作用的观察，及时调整药物剂量。对于出院仍服用呋塞米的患儿要注重出入量的观察，饮食中注重富含钾离子食物的摄入，如香蕉、橘子、鲜橙等。做到见尿补钾；定时测量脉搏，观察有无心律失常；观察患儿有无胃肠道及精神系统的症状；定期到医院复查。

63. 出院后服用阿司匹林（巴米尔）要注意什么?

有一部分患儿出院后需长期服用阿司匹林（巴米尔），因阿司匹林对血小板凝集有抑制作用，有时会引起胃出血，故建议在饭后服用阿司匹林，同时观察大便的颜色，有无黑便或柏油样大便。患儿一旦出现吐血或解黑便或柏油样大便，需立即停用阿司匹林，同时去医院就诊，治疗消化道出血。

专家提示

服用抗凝药物期间，要定期去当地医院复查血常规，了解血小板是否在正常范围。同时还要检查出凝血指标，保证指标在合适范围。

64. 出院后服用卡托普利（开搏通）要注意什么？

卡托普利（开搏通）可用于有高血压、肺动脉高压、瓣膜反流、心功能不全的患儿。服用卡托普利的初始阶段或调整剂量时，需测量血压。此外，有部分患儿会出现干咳。卡托普利有2种剂型：12.5毫克/片和25毫克/片。故家长需留意孩子每次的用量，而不是几分之一片。

专家提示

需按照医生的要求调整卡托普利剂量，不可随意加量。

65. 出院后服用西地那非(万艾可)要注意什么？

西地那非（万艾可）可用于治疗肺动脉高压。因目前国内尚无儿童剂型，只有成人剂型（100毫克/片），因此需将片剂溶于水中，摇匀后变成蓝色液体，方可口服。此外，服用时需留意孩子有无视物模糊、复视等症状。按照医生的建议调整剂量或停用。

专家提示

西地那非即通常所说的“伟哥”，患儿家属不必紧张，这个药物最早就是用于治疗肺动脉高压的，建议与卡托普利交替服用。

66. 服用波生坦需要注意什么？

波生坦是当前治疗肺动脉高压的特效药，它可降低肺和全身血管阻力，从而在不增加心率的情况下增加心排血量。波生坦片用于治疗WHOⅢ期和Ⅳ期原发性肺高压病人的肺动脉高压，或者硬皮病引起的肺高压。

以下病人禁用本品：对于本品任何组分过敏者；中度或严重肝功能损害和（或）肝转氨酶即天冬氨酸转氨酶（AST）和（或）丙氨酸转氨酶的基线值高于正常值上限（ULN）的3倍，尤其是总胆红素增加超过正常值上限的2倍；伴随使用环孢素A者。

67. 换瓣术后的小孩是否需要终身服用抗凝药物？

对于进行换瓣的患儿，如果进行生物瓣替换，术后一般需要抗凝血3～6个月，机械瓣替换术后则需终身抗凝血。

抗凝血的主要方法是口服抗凝血药片。常用的抗凝血药有华法林、新抗凝片等。一般在手术后拔除胸腔引流管或手术后48小时以后开始口服抗凝血药（华法林，剂量遵医嘱）。为了不使抗凝血药过量或用药不足，在术后第一周内需每晨抽血查凝血因子Ⅱ时间及活动度。此项检查可以反映药量对凝血作用的影响，凝血因子Ⅱ时间较短，提示药量不足，反之提示药量过大。以后每周检查两次，逐渐延长至8周检查一次，以保持凝血因子Ⅱ时间和活动度，凝血因子Ⅱ时间在18～22秒为宜。

68. 换瓣术后为什么要抗凝血?

由于人工瓣膜（生物瓣膜或机械瓣膜）不是人体本身的组织，血液容易在人造瓣膜及其周围发生凝固，造成血栓而影响人工瓣膜的功能，如果血栓脱落还可造成血栓栓塞（脑栓塞、下肢动脉栓塞），对于患者有很大的危害。因此，凡换瓣的患者都要进行抗凝血治疗，防止血栓形成。

第5章

常见先天性心脏病

房间隔缺损

69. 什么是房间隔缺损?

正常人的心脏分为左心房、右心房和左心室、右心室，其中左心房、右心房被一层称为房间隔的隔膜组织分开而互不相通。如果胎儿心脏发育时原始房间隔在发生、吸收和融合时出现异常，左心房、右心房之间仍残留未闭合的房间孔，称为房间隔缺损。房间隔缺损分原发孔型房间隔缺损和继发孔型房间隔缺损，后者较常见。可单独存在，也可和其他心血管畸形合并存在。

70. 房间隔缺损有哪些临床表现?

房间隔缺损的症状多不一致，与缺损的大小和分流量的多少有关。缺损大的病人出现症状早，缺损小的病人可长期没有症状一直潜伏到老年。多数病人在小儿时期无任何症状，常常是在体检时被发现，一般到青年期后，大多在21～40岁才出现症状。

主要症状有活动后心悸、气急，呼吸道感染的症状如咳嗽等。小儿病例因肺充血，容易反复发作严重的肺部感染，表现为多咳、气急。由于左心血流量的减少，病人多有体力缺乏，容易倦怠和呼吸困难，活动后更易感到气急和心悸。长期的右心负荷加重可继发肺动脉高压和右心衰竭，此阶段患者症状加重，可出现活动后昏厥、右心衰竭、咯血、发绀等，发展成为艾森门格综合征。

患儿大多发育正常，右心室的扩大随着年龄的增长，可使邻近的胸廓显示膨隆饱满。于胸骨左侧第2、3肋间近胸骨边闻及收缩期杂音伴第二心音亢进及分裂，对诊断有重要意义。

X线检查提示肺充血及右心房、右心室扩大，心电图常提示电轴右偏，大部分病例可有不完全或完全性右束支传导阻滞为本病特点，彩色多普勒心动图显示心房水平的左向右分流可确诊本病。

71. 房间隔缺损的自然病程如何？

房间隔继发孔缺损的自然闭合率整体上为87%。在3个月以前诊断的缺损小于3毫米的房间隔缺损，在1岁半内可100%的自然闭合；缺损在3～8毫米的房间隔缺损，在1岁半内有80%以上的可自然闭合；缺损在8毫米以上者很少有自然闭合者。

房间隔缺损最基本的血流动力学改变是心房水平的左向右分流。分流量视缺损的大小和两房间压力差有所不同。其病变过程可分为三个阶段。

（1）因肺循环能容纳大量血液，即使肺循环的血容量已为体循环的2～3倍，仍能维持正常的肺动脉压，所以绝大部分患

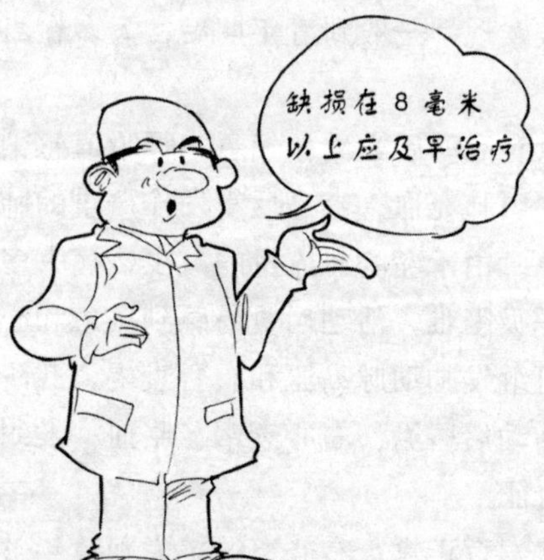

者在此阶段没有症状，活动量不减少，仅表现为生长较慢，易患呼吸道感染。

(2) 长时间的大量左向右分流，肺小动脉逐渐产生内膜增生和中层肥厚，形成肺动脉高压，右心负担逐渐加重，故患者一般在青年期后症状逐渐明显，可出现活动后心慌气短，易疲劳，咳嗽等症状。

(3) 若病变未及时矫正，肺动脉压越来越高，右心负担逐渐加重，心房水平即可出现右向左分流。此阶段患者症状加重，可出现活动后昏厥、右心衰竭、咯血、发绀，发展为艾森门格综合征。

大多数房间隔缺损的儿童一般无症状，亦不影响活动，婴儿可出现心力衰竭，但非常少见。如果未经治疗，充血性心力衰竭和肺动脉高压将在成人的20岁或30岁左右发生。

单纯的房间隔缺损不会出现感染性心内膜炎，因此，如果无其他合并畸形，不用预防性治疗。脑血管意外，由于房间隔缺损引起的脑血管栓塞是比较少见的并发症。

72. 如何诊断房间隔缺损？

(1) X线片。肺血管影增多，肺动脉干凸出且搏动增强，右心房、右心室增大，主动脉结缩小，原发孔缺损可有左心室增大。

(2) 心电图。常合并不完全性或完全性右束支传导阻滞，右心室肥厚。

(3) 超声心动图。肺动脉增宽，右心房、右心室增大，房间隔连续中断。声学造影可见有异常分流。超声多普勒，于房间隔右侧可测到收缩期左至右分流频谱。

(4) 心导管检查。右心导管发现右心房血氧含量高于上腔静脉1.9%容积，70%病例心导管可通过缺损口由右心房进入左心房。通过右心导管可测量各个部位压力及计算分流量。

如疑有原发孔缺损、肺动脉口狭窄、肺静脉畸形引流等异常，可考虑做心血管造影。

73. 如何治疗房间隔缺损？

房间隔缺损一旦确诊都应采取手术治疗。在1岁以前少数小的房间隔缺损可自行闭合。多数学者认为，只要诊断明确就应尽早手术以及时中止左向右分流，避免引起肺动脉高压及亚急性细菌性心内膜炎。手术年龄以5～12岁为宜，但缺损大的幼儿期即有充血性心力衰竭，应不受年龄限制及早手术。45岁以上病人手术死亡率较高。有研究表明，房间隔缺损患者在50岁以后发生脑卒中的概率大为增加，因此即使存在一个小房间隔缺损，也应该积极予以手术或者封堵。

目前多在体外循环下行直视修补术。术中根据缺损的大小、位置采用直接缝合或补片修补法。

房间隔缺损的手术效果肯定，多数病人术后症状消失，能参加工作和学习。死亡率一般在1%以下。

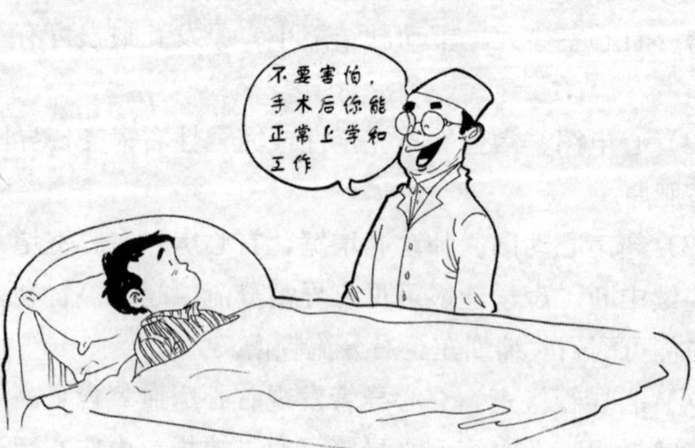

动脉导管未闭

74. 什么是动脉导管未闭？

动脉导管是胎儿期肺动脉与主动脉弓之间的一根血管。由于胎儿是在母体的羊水中，肺没有呼吸功能，胎儿肺呈萎陷状，肺内也无空气，不进行静脉血的氧合作用，同时肺内的血液循环阻力很大，肺动脉压力高于主动脉，因此肺动脉的大部分血液都经动脉导管流入主动脉，再经脐静脉而达胎盘，在胎盘内与母体血液进行代谢交换后回到心脏，从此周而复始，维持胎儿生命。所以，动脉导管是胎儿时期肺动脉与主动脉间的生理性血流通道。

出生后，婴儿从第一声啼哭开始肺即膨胀充气，肺泡开始换气。肺血管阻力明显下降，流经动脉导管的血液大大减少，

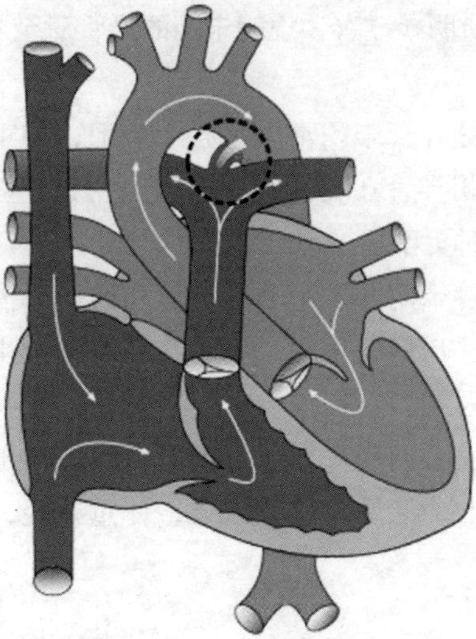

而通过肺循环至左心，因此动脉导管发生失用性萎缩而逐渐闭合。多在出生15～20小时后功能性关闭。大多数婴儿在出生4周后闭锁退化为动脉导管韧带，若2岁以后动脉导管仍未闭合且伴有血液经此分流现象者，称动脉导管未闭。

75. 动脉导管未闭有哪些临床表现?

动脉导管未闭的临床表现与动脉导管的粗细、分流量的大小、肺动脉压的高低有关。动脉导管直径为0.5～2.0厘米，甚至更粗，一般多在1.0厘米左右，长度为0.2～3.0厘米，多在0.6～1.0厘米最常见，相对来说，婴儿的未闭导管比儿童或成人的未闭导管粗。

大多数患者很少有明显的自觉症状，或有较轻症状，许多病例是在体检时偶然发现的。常见的症状是容易感冒、心慌、气短、容易疲劳、体弱等，此外，尚有咳嗽、咯血、胸闷等。小儿可有发育不良，身材瘦小等。有些小儿貌似正常，毫无主诉，但手术治疗后体质明显改善，说明未闭的导管对全身情况是有一定影响的。

早产儿动脉导管未闭常引起心力衰竭，加重呼吸困难，特别是巨大的未闭导管在婴儿时期即可因左心衰竭而产生急性呼吸困难，哺乳时更明显，患儿体重不增。

在动脉导管未闭并发肺动肺高压和逆向分流的患儿，则出现劳累后气急，口唇等发绀，下半身发绀较上半身明显，而左上肢较右上肢为重。

当病人并发心内膜炎或导管内膜炎时，则出现体温升高，出汗，肝大，心力衰竭，食欲缺乏，体重减轻，胸痛和周围血管栓塞等症状。

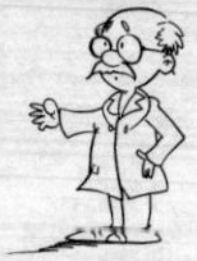

76. 如何诊断动脉导管未闭?

症状：分流量小时无明显症状。大量分流者活动后常有心悸、气短、疲劳。因体循环血量减少，生长发育迟缓，身材瘦小。

体征：胸骨左缘第2、3肋间闻及响亮的双期连续性、机械性的杂音，向颈部及背部传导，并可触及震颤。血压的脉压差较大。

X线片：心脏扩大、肺部充血，主动脉结突出，于主动脉分流部位后管径骤小，状似漏斗。肺动脉高压时肺动脉段突出，右心室、右心房肥大。

心电图检查：分流量小时心电图多为正常。大量分流时心电图示左心室肥大或双室肥大。

超声心动图：超声心动图可于主动脉、肺动脉分叉处与降主动脉间见一通道。

右心导管检查：右心导管由肺动脉经未闭的动脉导管到达降主动脉。肺动脉压力和阻力有不同程度的增加。

升主动脉造影：肺动脉和主动脉同时显影，并可见到未闭的导管，发现主动脉弓降部有无其他畸形。

77. 如何治疗动脉导管未闭?

一旦确诊为动脉导管未闭，除有绝对手术禁忌者外，均应手术治疗，即使无临床症状也不例外。

1岁以后的动脉导管能自己关闭者极少，理想的手术年龄是3~7岁。因为此时血管组织较柔韧，手术操作方便，手术危险亦小。

小于2岁的婴儿除非有心力衰竭时，才考虑手术治疗。因尚有自行闭合的可能不应及早手术。一般来说，20岁以内，手术操作不是很困难，手术效果也大致相同。成人以后由于心血管的病理变化比较严重，手术危险性增大，决定手术与否，应慎重考虑，但只要肺血管的继发性改变是可逆的，尚有左向右分流者均可手术。

合并有心内膜炎或心力衰竭时一般需抗炎、控制心力衰竭3个月后手术，少数经药物治疗不能控制时，应及时手术。当然，手术的危险远较单纯的动脉导管未闭的手术要高，如不做手术可因细菌性心内膜炎、心力衰竭而死亡。

手术方法有3类6种。

一是常温心脏不停跳下行结扎或切断缝合，前者适合于大多数患者，用2道或3道粗线结扎，安全可靠偶有自通。后者的优点是杜绝了再通的机会。

二是心脏停跳体外循环下行。①结扎法：适合于婴幼儿及合并心内其他畸形需一期处理者；②肺动脉内缝合法：适用于成人动脉导管未闭合并重度肺高压或合并有心内畸形者；③补片缝合法：适用于在肺动脉内开口大于1.5～2.0厘米的病例。

三是采用心脏介入性治疗，即在心脏不停跳的情况下，用心导管技术在未闭导管内置入一阻塞装置，使其闭锁，避免了外科手术，减少了危险性。适用于单纯的导管在1.0厘米以下，无或轻度肺动脉高压患者。

动脉导管未闭的外科治疗效果是肯定的。其手术死亡率随年龄、肺动脉高压的程度、合并畸形而不同。一般的患者手术死亡率为0.5%～1.0%，成人及合并肺动脉高压死亡率较高。动脉导管未闭手术后，病人即恢复正常的生理状态，如果是儿童病例而又无合并其他先天畸形者，则可正常地发育成长。

室间隔缺损

78. 什么是室间隔缺损？室间隔缺损分几种类型？

正常人的左心室和右心室被室间隔分开，互不相通。如在胎儿时期室间隔发育不全而遗留孔洞使左心室、右心室沟通者，称为先天性室间隔缺损。

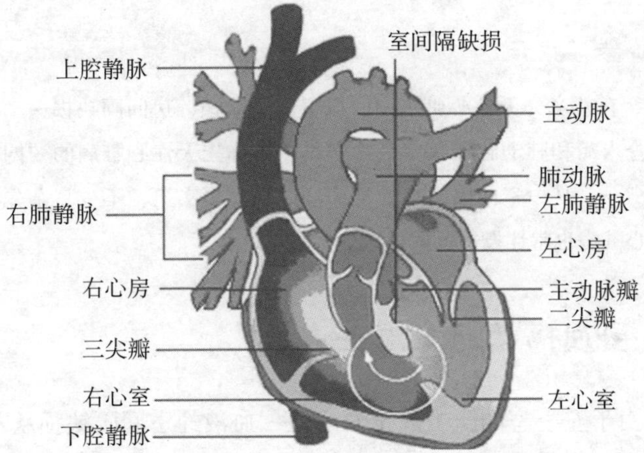

一般来说，室间隔缺损分为膜周型室间隔缺损、肺动脉瓣下型室间隔缺损（这两种类型在我国儿童中最常见）和肌部室间隔缺损等。

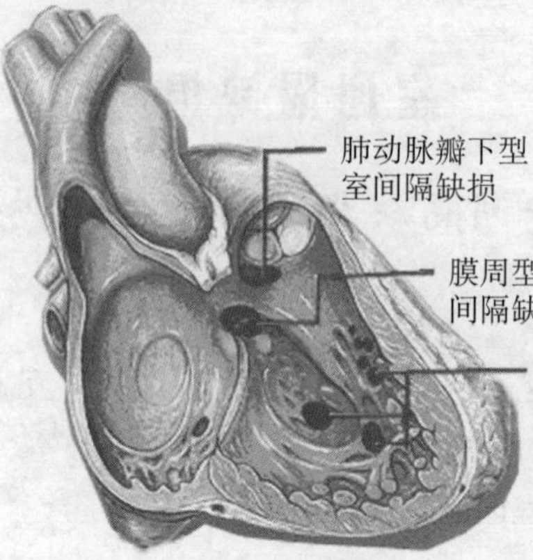

专家提示

在儿童先天性心脏病中，以室间隔缺损、房间隔缺损、动脉导管未闭和肺动脉瓣狭窄最为常见，俗称先天性心脏病的“四大金刚”。其中室间隔缺损的发病率最高。事实上，不少复杂先天性心脏病也常伴发室间隔缺损。

79. 室间隔缺损有哪些表现?

由于左心室的压力高于右心室，血液经室间隔缺损从左心室向右心室分流，造成患儿肺部充血，肺动脉压力升高，肺内水分和血流增加，肺泡组织失去顺应性，患儿表现出呼吸费力，呛咳，反复上呼吸道感染，并很容易发展为支气管炎或肺炎。与此同时，心室之间的分流加重了左心室的负担，使心脏功能受到影响，甚至发展为心力衰竭。患儿表现出喂养困难（吃奶费力，慢而不连贯）、多汗、易疲劳、乏力。肺炎与心力衰竭可反复发作，造成患儿不长肉、营养不良和生长发育迟缓。病情严重者可造成死亡。

专家提示

在体格检查中，典型室间隔缺损病人可在胸骨左缘第3、4肋间听到明显的收缩期杂音伴震颤。大的室间隔缺损病人可见胸骨呈鸡胸样畸形。X线胸片可见肺部充血、左心室增大等表现，心电图提示左心室增大或双心室增大。

80. 室间隔缺损都需要手术修补吗?

这要从室间隔缺损的类型、大小来具体分析。如室间隔缺损位于膜周，且室间隔缺损直径较小，由于有自然关闭的可能性，可等到学龄前；如室间隔缺损到了学龄前仍未“长好”，则须接受手术治疗。而对于直径较大的室间隔缺损患儿，由于有导致肺动脉高压和心力衰竭的可能，则应该尽早接受手术治疗。对于肺动脉瓣下型室间隔缺损，由于没有自然关闭的可能性，无论直径大小，均须接受手术治疗。

近年来，不少先天性心脏病医疗中心开展的室间隔缺损封堵术是对室间隔缺损手术修补的有益补充，它具有创伤小、并发症少、住院时间短等优点，适用于部分膜周型室间隔缺损和肌部室间隔缺损。但对于年龄较小的儿童及直径较大的膜周型室间隔缺损，以及所有的肺动脉瓣下型室间隔缺损均需手术修补。

专家提示

对于有巨大室间隔缺损的患儿，由于分流量极大，极易产生肺动脉高压，如不及时接受手术修补可导致肺动脉高压不可逆转，患儿可在安静休息时出现发绀，提示患儿已失去手术时机，家长一定要抛弃侥幸心理，避免延误最佳治疗时机。

81. 什么是室间隔缺损的介入治疗？

室间隔缺损的介入治疗是指在X线或超声心动图的指引下，通过穿刺血管（一般采用大腿根部血管）将导管及金属封堵器，送至室间隔缺损边缘释放封堵器以达到室间隔缺损封堵的一种微创方法。目前，随着科学技术的发展，国内已经广泛开展了经胸小切口微创封堵手术，手术效果大为提高。这种微创介入封堵的优点如下。

（1）患儿不需要接受大剂量的辐射。

（2）一些位置较难处理的室间隔缺损也可以实现“完美”封堵。

（3）术中食管超声动态定位介入装置，简便快速。

82. 什么时候做室间隔缺损的修补手术最为合适？

无论是膜周型室间隔缺损还是肺动脉瓣下型室间隔缺损，如果直径较大必然造成大量血流从左心室向右心室分流，导致肺动脉高压和心功能下降，甚至因肺炎与心力衰竭导致死亡。对于这部分患儿应尽早手术治疗，以避免因室间隔缺损所导致的各种并发症和生命危险，大大提高患儿的生活质量。目前，随着心脏手术的技术和设备、体外循环、麻醉及术后监护水平的迅速提高，这部分患儿完全可以在1岁以内完成室间隔缺损的修补手术。但必须指出，尽早手术也是有前提的，即患儿必须在肺炎基本治愈、心力衰竭基本缓解时接受手术治疗才能保证手术的成功率。对于直径较小的肺动脉瓣下型室间隔缺损，如无明显症状，建议在4周岁前完成室间隔缺损的修补手术。因为随着年龄的增长，主动脉瓣也会受室间隔缺损的影响而产生病

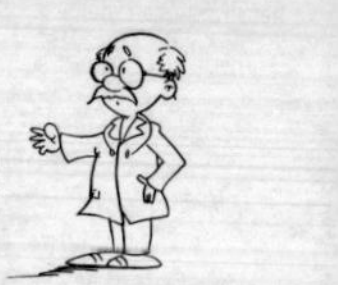

变，大大增加手术的风险和难度。对于直径较小的膜周型室间隔缺损，如到学龄前仍未“长好”，则须接受手术治疗或介入治疗。

专家提示

在开展儿童先天性心脏病手术治疗较多的医学中心（如上海儿童医学中心），手术修补完全不受年龄限制，小到一两个月（甚至出生后数天），如病情需要，都能进行室间隔缺损的手术治疗。

83. 室间隔缺损修补手术前都需要做心导管造影检查吗？

近年来，随着心脏彩色超声心动图（简称心彩超）等非创伤性诊断技术水平的迅速提高，心彩超对室间隔缺损的诊断已相当精确，心脏专业医师完全可通过临床症状、体征，结合X线片、心电图和心脏彩超做出准确诊断，无须再做心导管造影检查。考虑到一部分室间隔缺损患儿可能并发动脉导管未闭及主动脉缩窄等血管畸形，尤其是一部分室间隔缺损患儿还可能伴有先天性气道狭窄等畸形，为排除这些可能，对这部分患儿可进一步做心脏CT或心脏磁共振等影像学检查，作为对心彩超的有益补充。只有当室间隔缺损合并严重的肺动脉高压时，为了对肺动脉高压的性质、严重程度做精确评估，以便对能否手术、手术预后做出准确判断时才需要做心导管造影检查。

84. 室间隔缺损的修补手术是如何进行的？

室间隔缺损的修补手术绝大多数需在全身麻醉下进行。切开右心房或肺动脉，在直视下进行室间隔缺损的修补手术。修补方法有两种：一种是直接缝合，另一种是补片修补。前者适用于直径较小的膜周型室间隔缺损，后者适用于直径较大的膜周型室间隔缺损及所有的肺动脉瓣下型室间隔缺损。补片修补时采用的补片有人工合成的涤纶补片和取自患儿自身的心包补片两种材料。室间隔缺损修补完成后缝合右心房或肺动脉切口。

目前，对于肌部室间隔缺损或个别适合进行介入封堵的室间隔缺损，外科医生会采用不停跳微创封堵手术，打开胸部下部1/3，在心肌表面做一个荷包，然后在食管超声引导下把封堵器直接置入缺损部位，也取得了较好的效果。此类手术创伤小，患者术后可以快速恢复。

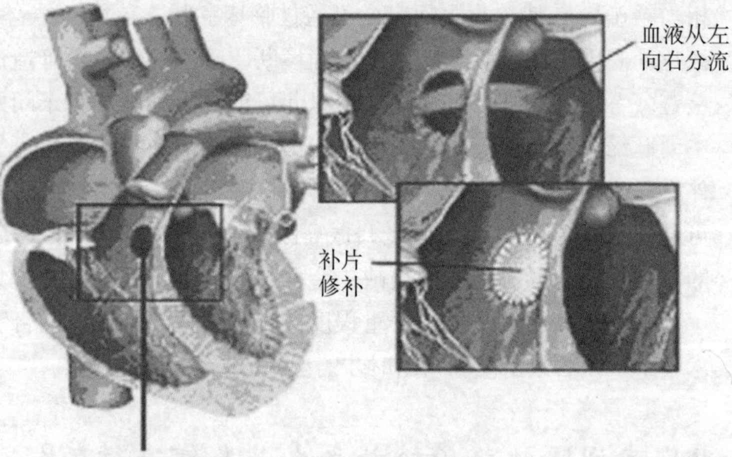

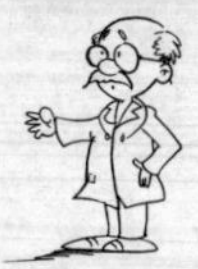

85. 室间隔缺损修补手术存在哪些风险？

随着心脏手术的技术和设备、体外循环技术、麻醉技术，以及手术后监护水平的迅速提高，室间隔缺损修补手术的成功率也大大提高。目前，国内不少先天性心脏病医疗中心室间隔缺损修补手术的成功率达99%以上。一般来说，室间隔缺损修补手术预后良好，与正常儿童相比可无差距。

但室间隔缺损修补手术也存在一定的风险，可能出现某些并发症，甚至危及生命。由于室间隔缺损患儿的心功能较正常儿童有不同程度的降低，手术本身会对心脏产生较大的创伤，体外循环和全身麻醉过程也会对心功能产生一定的影响，因此，室间隔缺损修补手术后，心脏功能能否恢复是手术成功与否的关键问题。室间隔缺损修补手术后适量地应用强心药物以帮助心脏功能尽早恢复是完全必要的，但如果应用较多的强心药物后心脏功能仍不能恢复甚至出现心脏功能衰竭，那就会有生命危险了。手术创伤还会导致心律失常等并发症。其中，完全性房室传导阻滞会对心脏功能产生较大的影响，如不能恢复，则需要安装起搏器了。此外，体外循环和麻醉全身过程也会对呼吸功能产生一定的损害，手术后患儿容易出现肺炎、肺不张、气胸、胸腔积液等肺部并发症，严重者会导致呼吸衰竭和呼吸机依赖。

另外，由于修补手术涉及手术、麻醉、体外循环、手术后监护和护理等一系列流程，在患儿抵抗力下降的情况下，有可能导致心内膜炎和败血症。神经系统并发症也是室间隔缺损修补手术后可能出现的并发症，患儿会出现昏迷、抽搐、四肢运动异常、意识或视力丧失等情况，甚至导致植物状态。总之，家长在孩子接受室间隔缺损修补手术前一定要做好充分的思想准备。

86. 室间隔缺损修补手术后需要注意些什么？

一般来说，孩子在顺利接受室间隔缺损修补手术以后，心功能还需要经过1～2个月的恢复期，在这个阶段，家长应注意以下几点。

少食多餐，保证足够的蛋白质和热量的摄入，给予的饮食应易消化。尤其注意饮食中少加盐，避免体内水分淤积加重心脏负担。

居室内保持空气流通，患儿尽量避免在人多拥挤的公共场所逗留，以减少呼吸道感染的机会。应随天气冷暖及时增减衣服，注意预防感冒。

心功能处于恢复期的孩子往往出汗较多，需保持皮肤清洁，夏天勤洗澡，冬天用热毛巾擦身（注意保暖），勤换衣裤。

保持大便通畅，若大便干燥、排便困难时，过分用力会增加腹压，加重心脏的负担，甚至会产生严重后果。

定期去医院心脏外科门诊随访，严格遵照医嘱服药，尤其是强心、利尿药，由于其药理特性，必须绝对控制剂量，按时、按疗程服用，以确保疗效。每次服用强心药前，须测量脉搏数，若心率过慢，应立即停服，以防药物毒性作用发生，危及孩子生命。

注意监测体温的变化，如有异常应及时就诊。

注意观察伤口有无红肿、渗液等异常情况，如有异常应及时就诊。

室间隔缺损修补手术后3个月如无异常发热等情况才可进行预防接种。

保证充足的睡眠，避免过分哭闹，禁止剧烈运动，但不必整天躺在床上，提倡动静结合。

一般来说，室间隔缺损修补手术后的2～3年，如心脏外科门诊随访无异常就可取消定期随访。

肺动脉瓣狭窄

87. 什么是肺动脉瓣狭窄？它有哪些表现？

肺动脉瓣是位于肺动脉和右心室流出道之间的一扇“单向阀门”，在右心室收缩时，肺动脉瓣开放使血液向前流入肺动脉，当右心室舒张时，肺动脉瓣关闭防止肺动脉的血液倒流入右心室。肺动脉瓣由三片半月型、充满弹性的瓣叶组成。当三片瓣叶组织相互粘连、融合，造成肺动脉瓣不能充分开放，前向血流不畅，即形成肺动脉瓣狭窄。肺动脉瓣狭窄会增加右心室的压力，造成右心室肥厚和右心室功能下降。肺动脉瓣狭窄按照肺动脉和右心室之间的压力阶差的大小可分为轻度（压力阶差小于40毫米汞柱）、中度（压力阶差介于40毫米汞柱和100

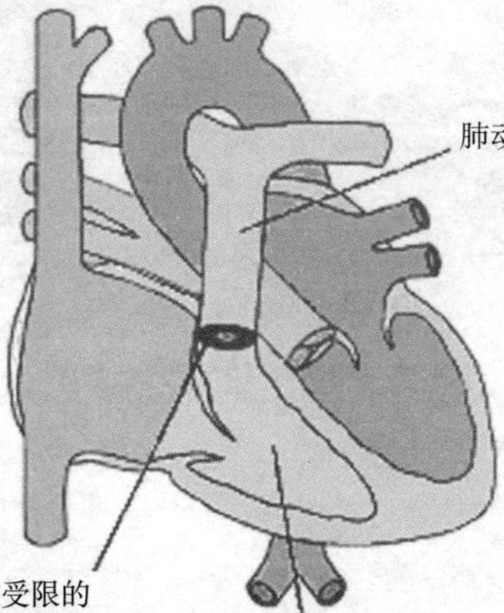

毫米汞柱之间）和重度（压力阶差大于100毫米汞柱）。肺动脉瓣狭窄的程度越重，右心室肥厚和右心室功能下降的程度也越明显。轻型病人可无症状，但随着年龄的增长，狭窄程度会加重，则出现活动耐力差、疲乏，活动后心悸气短，发作性头晕或晕厥，严重者出现静脉充盈，肝大，肢体水肿和发绀。

88. 什么情况下肺动脉瓣狭窄须手术治疗？

目前，经皮肺动脉瓣球囊扩张术已成为治疗肺动脉瓣狭窄的首选方式。它具有创伤小、并发症少、住院时间短等优点。但它也有其局限性，对于以下几种情况需要手术治疗。

婴幼儿期有较明显症状的下肺动脉瓣狭窄患儿，为避免损伤其大动脉，不建议做导管球囊扩张术。

肺动脉瓣发育不良型患儿，由于导管球囊扩张术效果不佳、复发率高，建议手术治疗。

伴明显右心室流出道梗阻的患儿，由于导管球囊扩张术风

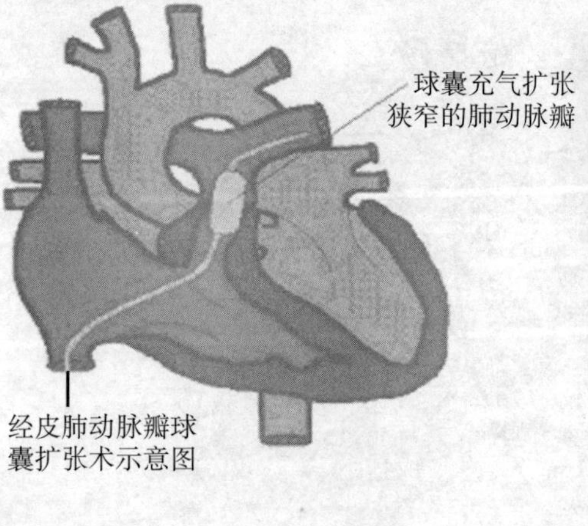

经皮肺动脉瓣球囊扩张术示意图

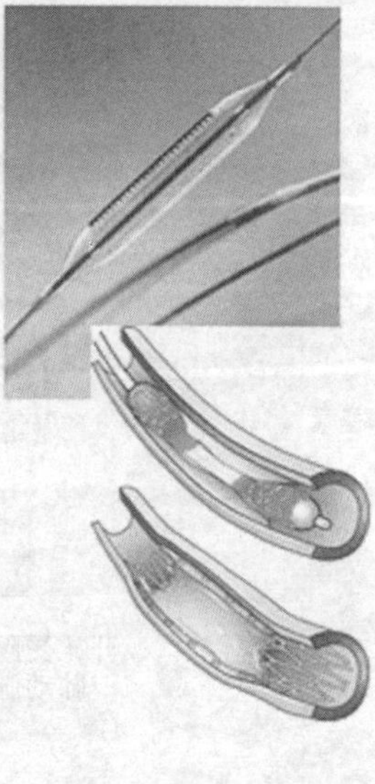

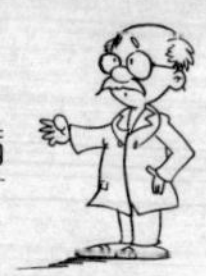

险大、效果不佳，建议手术治疗。

极重度肺动脉瓣狭窄患儿，做导管球囊扩张术风险极大，手术治疗相对安全。

部分重度肺动脉瓣狭窄患儿可能伴右心室发育不良或右心室功能衰竭，仅做导管球囊扩张术不足以解除症状。

89. 肺动脉瓣狭窄的手术方法有几种?

肺动脉瓣狭窄的手术治疗均需在全身麻醉和体外循环下进行。手术操作包括：前胸正中胸骨切口，显露心脏。建立体外循环阻断心脏血流后，单纯瓣膜狭窄者切开肺总动脉根部，直视下分别切开融合的瓣膜交界直至瓣环，使其充分开放，然后缝合肺动脉切口。伴有明显右心室流出道梗阻的患儿则需切开右心室流出道前壁，切除狭窄的纤维肌肉隔膜或肥厚肌肉，以扩大右心腔。如流出道疏通后仍不够通畅，需用心包补片缝补，增宽流出道。对于肺动脉瓣发育不良型的患儿，由于瓣膜已失去功能，需切除发育不良的瓣膜组织，必要时可用自体的心包材料代替瓣膜。同时，由于瓣环较小，往往需用心包材料增宽瓣环。对于部分伴右心室发育不良或右心室功能衰竭的重度肺动脉瓣狭窄的患儿，单纯瓣膜交界切开或心包补片增宽流出道还不足以改善缺氧状态，还必须进一步做体肺分流术或腔肺分流术。

90. 肺动脉瓣狭窄手术后须注意些什么?

肺动脉瓣狭窄的患儿在手术后右心室功能的恢复需要较长的时间，一般手术后3~6个月才能完全恢复。在这个阶段，合理的饮食控制、限制活动量都是必要的。同时在医生的指导下，服用强心、利尿药等帮助心室功能的恢复。家长必须注意观察患儿的尿量变化，如尿量减少，眼睑、足背出现水肿，往往提示右心室功能有下降趋势或有心包积液的可能性，需及时就诊治疗。

法洛四联症

91. 何谓法洛四联症?

法洛四联症是最常见的发绀型先天性心脏病，由4种畸形组成：①肺动脉狭窄，这种狭窄可以随年龄增加而加重；②室间隔缺损；③主动脉骑跨，正常主动脉完全发自左心室，而法洛四联症的患儿，其主动脉的一部分发自左心室，而另一部分骑跨右心室之上，随着主动脉的发育，右跨程度可逐渐加重；④右心室肥厚，随着年龄增加，右心室肥厚程度加重，直接影响右心室的功能。

专家提示

法洛四联症4种畸形中以肺动脉狭窄最为重要，对患儿的症状影响也最大，直接影响手术的方法和结果。因此，法洛四联症的严重程度往往取决于肺动脉狭窄的程度。

小知识 **先天性心脏病的分类**

先天性心脏病的种类很多，根据患儿临床上有无青紫，分为非发绀型和发绀型两大类。非发绀型先天性心脏病有室间隔缺损、房间隔缺损和动脉导管未闭等，这些患儿平时不出现青紫，当剧哭或屏气时也可出现暂时性青紫；发绀型先天性心脏病包括法洛四联症、大动脉错位等，这些患儿平时安静时也存在持续性青紫。

92. 怎样早期发现法洛四联症?

法洛四联症的患儿在出生后最早的表现是青紫，特别是身体表浅的部位容易观察到，如口唇、指趾甲床、眼球结膜等，在患儿哭闹时青紫的表现可明显加重。患儿多有蹲踞症状，每于行走、游戏的时候，常常下蹲片刻。另外，年长一些的患儿因长期缺氧，导致指、趾端毛细血管扩张增生、局部软组织和骨组织也增生肥大，指、趾端出现类似鼓槌状膨大，俗称“杵状指（趾）”。对于出现以上症状和现象的小儿应当高度怀疑患有法洛四联症。

专家提示

对怀疑患有法洛四联症的小儿，应当及时到医院就诊，避免耽误病情，影响诊断和及时治疗。法洛四联症的早期诊断和早期治疗有利于提高患儿手术近期和远期的效果。

小知识 什么是“缺氧发作”？

法洛四联症患儿有时在吃奶、哭闹或排便时会出现阵发性的呼吸困难，青紫加重，严重的还会突然出现双眼上翻、直视、四肢强直或抽搐以及昏厥等脑缺氧的表现，称为“缺氧发作”。出现这种情况，家长不要过于慌张，首先要保持患儿平卧，解开患儿衣领纽扣，保持呼吸道通畅，同时将小儿的膝部屈曲，紧贴胸部，经过这种处理多数患儿数分钟内能自行缓解，若不能缓解者应当赶紧送往就近医院抢救。患儿平时应当多饮水，避免剧烈哭闹、保持大便通畅、减少便秘等，减少“缺氧发作”的诱发因素。

93. 确诊法洛四联症要做哪些检查？

为了确诊法洛四联症，通常需要进行胸部X线片、心电图、心脏超声心动图及彩色多普勒和心导管及心血管造影检查。胸部X线片和心电图从大体上了解心脏的形态和电生理；心脏超声心动图类似“活动的心脏电影”，可以显示心脏运动时的结构，彩色多普勒技术可以显示心脏和血管正常的和异常的血流，因此，可以明确法洛四联症的结构和血流异常；心导管及心血管造影检查是将一根塑料导管经外周血管插入心腔，进行心腔和血管造影，可以进一步明确法洛四联症患儿心腔的结构，特别是可以了解肺动脉的发育状况及冠状动脉是否存在异常，这些资料对手术方法的选择都至关重要。

专家提示

在手术前除了明确心脏本身的结构异常，通常还要对患儿的血象、肝肾功能及凝血功能进行全面检查，对个别有反复缺氧发作和抽搐病史的患儿还要做脑电图和脑部CT等检查，以排除脑部并发症的存在。这些资料有利于患儿手术中和手术后治疗计划的安排。

小知识 三维超声心动图

三维超声心动图是应用计算机将一系列通常的二维超声图像进行三维重建，能立体地显示心腔、心内结构、大血管及其相互之间的关系，以及心脏活动的状况，对先天性心脏病的诊断具有重要的价值。

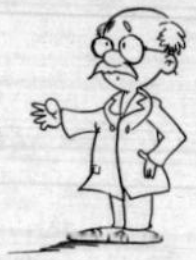

94. 评判法洛四联症肺动脉发育情况的指标是什么？

评判法洛四联症（TOF）患者肺动脉发育情况，我们通常使用McGoon指数这个指标，它的计算公式很简单：左、右肺动脉直径之和与膈平面降主动脉直径的比值。还有一个指标叫做NaKata指数，但较为少用，其计算公式为：左、右肺动脉横截面积除以体表面积。

在手术方法的选择上有以下标准。

根治手术：MacGoon指数1.33±0.04（0.73～1.58），NaKata指数126±92（60～1602mm^2/m）。

姑息手术：McGoon指数0.84±0.13，NaKata指数81±17mm^2/m。

单纯四联症矫正手术的适应证主要根据肺动脉和左心室发育情况。肺动脉发育好，McGoon比值≥1.2，肺动脉指数≥150mm^2/m^2，体表面积<1.0m^2，左、右肺动脉横径之和>14mm，体表面积>1.0m^2，左、右肺动脉横径之和>17mm，手术均比较安全，术后血流动力学稳定。McGoon=1.0，肺动脉指数=120mm^2/m^2，体表面积<1.0m^2，左、右肺动脉横径之和≤11mm，体表面积>1.0m^2，左、右肺动脉横径之和≤15mm，术毕右室/左室收缩压比值>0.70，术后往往出现低心输出量综合征，远期效果也差。对于此类主肺动脉及分支发育差者，以合适的材料行跨瓣扩大右室流出道，绝大多数患者均可获得满意的效果。

95. 何时是法洛四联症的最佳手术时机？

一旦患儿明确诊断，都具有手术指征。目前认为在1岁以内较为合适。因为随着年龄增加会使患儿长期处于发绀状态，侧支循环建立，右心室肥厚持续加重，影响最后手术效果。

专家提示

对严重“缺氧发作”的患儿需要进行急诊手术，对手术年龄没有限制。

小知识 **急诊手术**

若患儿出现危及生命的症状，如严重的缺氧发作时，需要对患儿进行紧急的手术前准备，在24～48小时以内进行手术。

96. 法洛四联症的手术方法是怎样的？

法洛四联症的手术方法分为两种。①减状手术（或者姑息手术）：这类患儿肺动脉的发育差，需要进行初步的肺动脉扩大手术，对有些肺动脉发育极差的患儿，需进行主动脉和肺动脉之间“架桥”，将主动脉的血流引入肺动脉。这两种手术方法目的都是改善患儿青紫的程度，同时可以促进肺动脉的发育，为下次根治手术做准备。②根治手术：对于肺动脉发育良好的患儿，可以进行一次性的根治手术，也就是说，手术同时矫正肺动脉狭窄、修补室间隔缺损和矫正主动脉骑跨，这样患儿的心脏结构得到完全矫正，手术后多数患儿基本能像正常的小儿一样生存和生活。

专家提示

法洛四联症手术可能会出现一些并发症，如残余梗阻和残余室间隔缺损，有时需要及时的再次手术矫正；有的患儿术后心功能恢复较慢，需要服用3～6个月改善心功能的药物；有个别患儿可能存在心律紊乱，需要长期监测。法洛四联症手术患儿术后都需要定期复查和随访。

小知识 **地高辛的安全使用**

地高辛是先天性心脏病手术后常用的一种强心药物，它能增强心肌的收缩力、减慢心率，从而增加心脏搏出量，改善全身循环。但是地高辛的治疗剂量和中毒剂量比较接近，特别是心功能差、肝肾功能障碍、电解质紊乱、大量利尿之后患儿容易出现中毒。小儿地高辛中毒最常见的表现为心律失常，其次为恶心、呕吐等胃肠道症状。为了预防地高辛中毒，除了按时按量服用地高辛外，同时还要注意避免服用钙剂，注意补充钾盐，若患儿服用地高辛后出现心前区不适、心慌以及恶心和呕吐等症状时，应当警惕地高辛中毒，应当及时到医院检查心电图和检测地高辛血药浓度，同时进行必要的治疗。

97. 法洛四联症术后为何还有心脏杂音?

在当地进行术后随访时，医生都会告诉宝宝父母孩子心脏还有杂音。难道是心脏内的缺损没有修补完毕吗？其实并非如此。法洛四联症的患儿肺动脉绝大多数都伴有肺动脉瓣发育不良，术中扩大肺动脉干时，与常人相比，患儿就缺少了肺动脉瓣。肺动脉瓣是防止肺动脉瓣反流的重要装置，如果缺失此瓣，那么心脏跳动过程中，会有少部分血液从肺动脉干反流到右心室，从而产生杂音。

一般来说，法洛四联症术后，中度以下的肺动脉瓣反流都是可以接受的，因此，有杂音也不足为奇。建议宝宝父母还是应该坚持定期随访，明确肺动脉瓣反流的发展趋势。

完全性房室间隔缺损

98. 何谓完全性房室间隔缺损?

如果把心脏比成一个“田”字，上面两个口字相当于左心房、右心房，下面两个口字相当于左心室、右心室，中间的一竖相当于心房和心室间隔，中间的一横相当于左房室瓣膜、右房室瓣膜，那么完全性房室缺损就像是田字中间的十字没有形成交叉，心房和心室的间隔存在缺损，这样上面的左心房、右心房存在交通，左心房的血流可以分流到右心房，下面两个心室也存在交通，左心室的血流也可以分流到右心室，更为重要的是，下面心室的血流会反流到心房内。这样心房和心室的分流以及心室向心房的反流不但造成心脏负担过重，影响心脏功能，而且会产生严重的肺动脉高压，极易导致患儿心功能不全。

专家提示

完全性房室间隔缺损的病理主要是原发房间隔缺损、流入道室间隔缺损以及左房室瓣、右房室瓣（即二尖瓣和三尖瓣）没有分开而只形成一个共同房室瓣。根据心房室瓣环与室间隔嵴有无腱索相连以及左前瓣向右侧骑跨的程度，可以分为A、B、C三

型。A型左前瓣与右前瓣交界处位于室间隔嵴上，房室瓣腱索与室隔嵴相连；B型左前瓣轻度骑跨室隔上，在室隔的右侧与右前瓣分界，左侧腱索与室间隔右室面乳头肌相连；C型左前瓣显著骑跨于室隔上，并与右前瓣相融合，无任何腱索与室隔相连。A型最常见，手术风险较低；B型和C型发生率低，手术风险高。

小知识　21三体综合征

21三体综合征又称先天愚型或Down综合征，是21号常染色体畸变造成的遗传性疾病。21三体综合征患儿主要特征有智能低下、体格发育迟缓和特殊面容，如眼距宽、鼻梁低平、眼裂小等。21三体综合征患儿约30%可伴有先天性心脏病，如室间隔缺损、完全性房室间隔缺损等。对于完全性房室间隔缺损同时伴有21三体综合征的患儿容易导致肺动脉高压，术后可出现肺动脉高压危象。

99. 如何确诊完全性房室间隔缺损？

完全性房室间隔缺损的患儿症状往往同室间隔缺损等疾病的症状很相似，要确诊完全性房室间隔缺损，除了进行胸部X线片和心电图检查外，关键是依靠超声心动图和彩色多普勒血流检查。超声心动图不但可以明确房室间隔缺损，最重要的是能判断房室瓣的反流程度，以及房室瓣与室间隔嵴的关系，对完全性房室间隔缺损进行准确的分型，对指导手术具有重要价值。

专家提示

对一些年龄较大或合并其他畸形的患儿除了进行超声心动图检查外，还需要进行心导管和心血管造影检查，以明确肺动脉高压及其程度或其他病变。

小知识 **食管超声心动图**

食管超声心动图是将超声的探头经口或鼻插入食管，在心脏的后面对心脏结构和血流进行检查。这一技术往往被用在手术中心脏术毕对手术效果的评价，一旦发现残余病变，如残余缺损、残余瓣膜反流等可以及时再次进行手术矫正。

100. 完全性房室间隔缺损为什么要早期手术?

由于完全性房室间隔缺损存在心房和心室两个水平的心内分流，房室瓣又存在反流，因此患儿的心脏负担非常重，而且存在肺动脉充血和肺静脉淤血，继发严重肺动脉高压，这种患儿很容易发生呼吸道感染，后者又加重心脏负担和肺动脉高压，因此很容易出现心功能不全而死亡，而且由于心脏瓣膜病变，随着时间延长，瓣膜的病变也会逐渐加重，增加手术的难度。因此患儿一旦明确诊断，尽可能早期手术治疗，避免心功能不全、肺动脉及瓣膜病变加重。

专家提示

完全性房室间隔缺损最佳手术时机是3～6个月，最好不要超过1岁。

小知识 **什么是房室瓣？**

正常心脏包括右心房、右心室和左心房、左心室，在心房和心室之间都存在门阀一样的结构，称为房室瓣。正常心脏房室瓣有两组，左侧的称为二尖瓣，右侧的称为三尖瓣，它们的作用非常重要，在心脏舒张期可以使心房的血流流向心室，而在收缩期又能阻止心室的血流反流至心房，这样就能保证正常的血流方向，维持正常的血液循环。完全性房室间隔缺损的患儿，由于胎儿期心脏内的十字交叉没有发育完善，二尖瓣和三尖瓣没有完全分开，而形成一个共同的房室瓣，这种房室瓣不但结构异常，而且往往存在反流。可见，房室瓣病变及其反流程度是影响手术和手术效果的关键因素之一，直接影响患儿手术后近期和远期生存和生活质量。

101. 完全性房室间隔缺损有哪些手术方法？

完全性房室间隔缺损的手术方法主要有两种：①单片法，即采用一块补片同时修补房室间隔，然后对房室瓣进行整形，这种方法残余分流发生率低，但是由于需要剪开房室瓣，因而对房室瓣的影响较大，术后残余瓣膜反流发生率较高；②双片法，即采用两块补片分别修补室间隔缺损和房间隔缺损，然后进行房室瓣整形，这种方法不需要剪开房室瓣，对房室瓣的影响较小，但是由于缺损暴露较为困难，术后残余分流发生率较高。

专家提示

无论何种手术方法，都存在一定的风险。选择何种手术方法，除了同患儿本身的解剖病变有关外，同外科医生对何种手术方法的掌握和熟练程度也有关系。

小知识 **完全性房室间隔缺损手术新方法：下压法**

"下压法"是近年来完全性房室间隔缺损手术新改进的一种方法。它主要是将房室瓣直接下压到室间隔嵴上关闭室间隔缺损，然后用一块补片修补房间隔缺损，同时对房室瓣进行整形。这种方法简化了以往的手术步骤，缩短了手术时间，减少了手术损伤。但是这种方法不太适合于室间隔缺损较大的患儿，因为那样会造成房室瓣扭曲和变形，导致瓣膜反流，而且这种方法的远期效果尚待进一步研究和评价。

102. 完全性房室间隔缺损手术后有哪些并发症？

完全性房室间隔缺损手术后主要有以下并发症：①残余分流：一部分患儿在手术之后可能存在左心室、右心室或左心房、右心房之间一定程度缺损和血液分流，对较小的残余缺损，可以不要处理，对存在较大的缺损、影响心脏功能时需要再次进行手术修补；②残余瓣膜反流：即共同瓣被分成左右两个瓣膜后，左房室瓣、右房室瓣还存在一定程度的反流，多数完全性房室间隔缺损患儿术后都存在一定程度的反流，一般认为轻度以下的反流都是可以接受的，若出现中度或重度反流，有时需要再次手术整形，甚至进行瓣膜置换手术；③房室传导阻滞：由于完全性房室间隔缺损心脏内传导系统变异很大，手术过程中很容易损伤传导系统，而导致三度房室传导阻滞，这种患儿通常术后要安装临时性起搏器，术后使用一些增强传导系统功能的药物如异丙肾上腺素、激素等，有部分患儿能恢复正常心率，但有部分患儿始终不能恢复，则需要安装埋藏式永久性心脏起搏器。

专家提示

对完全性房室间隔缺损手术患儿，无论手术早期是否存在并发症，都需要进行中、长期的随访和观察，特别是对房室瓣的功能需要进行严密的监测，有个别患儿远期瓣膜可能出现反流，需要进一步药物治疗，甚至手术治疗。

小知识 **什么是心脏传导系统？**

心脏传导系统，顾名思义是心脏的“通讯网络”，它能将窦房结形成的激动迅速传遍整个心脏，引发心肌协调收缩，维持心脏正常节律和排血功能。传导系统的任一部位发生障碍时即形成传导阻滞。三度房室传导阻滞往往是由于心房和心室交界区的传导组织损伤后造成心房的电活动不能传递到心室，心房与心室的活动分别由两个起搏点控制，通常窦房结控制心房，而交界区或心室起搏点控制心室，形成完全性房室脱节。此时心室率比心房率慢，患儿因心脏搏出量少而自觉乏力、眩晕，活动时气短，最严重的表现是晕厥，即所谓的“阿–斯综合征”。对出现这类症状的患儿需要进行积极的药物治疗，对不能恢复正常心率者，需要安装起搏器。

肺动脉瓣闭锁

103. 肺动脉瓣闭锁患儿为何会出现“昏厥”？

一些严重的发绀型先天性心脏病，肺动脉瓣闭锁患儿常有昏厥史，医生称其做“缺氧发作”。当患儿吃奶、剧哭和排便时，首先表现为呼吸困难，发绀加重，继而脸色灰白，失去知觉，甚至昏厥，严重的患儿可导致突然死亡。缺氧发作主要是因为患儿肺动脉闭锁，肺动脉血流来自尚未关闭的动脉导管（正常儿出生后就自行关闭），如果动脉导管有逐渐变小或收缩，便会造成肺循环的血流量更趋减少，中枢神经系统的严重缺氧，以致昏迷。当昏厥发作时，千万不能吸氧，因会加重病情，应首先镇静，如症状严重，发作频繁时应立即将患儿送往医院进行抢救，必要时须急诊手术。

104. 肺动脉瓣闭锁患儿何时手术为好？

一般应根据肺动脉发育状况和有无室间隔缺损而定。对于无室间隔缺损的，如肺动脉发育好，无频繁缺氧发作，可至2岁后行根治手术，反之，须来医院尽早行分期手术，改善缺氧症状，待以后行根治术。对于有室间隔缺损的，如肺动脉发育好，发绀明显，虽年龄小也可行一期根治术，但如肺动脉发育差，只能行分期2~3次手术。

105. 为何有的肺动脉瓣闭锁患儿需分期手术？

这是因为有些肺动脉瓣闭锁患儿不适合做根治手术，由于肺动脉干闭锁，左右肺动脉或肺血管远端发育差，无法“胜任”根治手术，或因病情严重或复杂，做一期根治手术死亡率较高，则先做分期手术为以后根治手术做好准备。有些医院的根治手术和治疗经验不具备做一期根治手术的，故只能先做较简单的分期手术，待以后再酌情处理；如以后肺血管床发育好，再行根治手术，否则还须再行一次姑息手术。

小知识　什么叫姑息手术？

姑息手术是指对复杂先天性心脏病不能行一次手术者，但患儿又不能等待可以缓解症状的手术，行姑息手术既可以为以后手术做准备，又可以挽救患儿的生命。

106. 肺动脉瓣闭锁患儿术后须观察哪些情况?

术后大多在监护室监护3～7天，待病情稳定后便可返回病房，如无特殊并发症可顺利出院，但必须重视术后的观察。

(1) 体温。应首先排除是否有上呼吸道感染，后检查伤口，有持续高热者，去医院检查血液，排除感染的可能。

(2) 心率和心律。一般出院患儿多服用地高辛，请注意心率在几次以上可以服用，另外注意心率时快时慢，或跳几下停顿一下，常提示有心律紊乱，须去医院检查。

(3) 口唇和面色。如做根治手术，手术后口唇、面色明显好转，如做姑息手术，术后常还会有口唇发绀，但这种发绀较手术前明显改善。

(4) 水肿，如术后水肿明显，家长需认真检查是否按时给孩子服药了，剂量是否准确。否则，如水肿很明显，须及时去医院检查。

完全性大动脉错位

107. 什么是心脏上的大动脉?

正常人的心脏，有两个心房和两个心室，右侧的心室称为右心室，左侧的心室称为左心室。左心室的压力远远高于右心室的压力。从两个心室各发出一根大动脉，从左心室发出的是主动脉，从右心室发出的是肺动脉。主动脉的血携带丰富的氧以供应全身各个器官，肺动脉是将全身各个器官已用过的血（低氧）输送到肺进行交换。因此，两根大动脉的作用是各不相同的。

小知识　心脏的解剖结构

正常人的心脏，左心房经二尖瓣和左心室相通，右心房经三尖瓣与右心室相通。但左心房与右心房之间，左心室与右心室之间是不相通的。主动脉与左心室连接，肺动脉与右心室连接。这样全身的静脉血回到右心房、右心室，经肺动脉再入双肺，与吸入的空气进行氧合交换，然后含高氧的血经肺静脉回到左心房、左心室，经主动脉输出到全身各个脏器。医学上将前者称为肺循环（小循环），将后者称为体循环（大循环），体循环压力远高于肺循环压力。

108. 什么是完全性大动脉错位?

顾名思义，就是主动脉和肺动脉互换了位置。这是由于母亲在怀孕时，胎儿的心脏在成形阶段受到各种致畸因素的影响，使心脏发育畸形，引起大动脉间的关系发生变化。两根大动脉换了位置后，从左心室发出的是肺动脉，而右心室发出的是主动脉。主动脉输出的血成了低氧的血，那么供应全身各个器官的氧显然是不够的。而肺动脉却将氧合后的血再输入到双肺进行氧交换，等于做了无用功。

109. 完全性大动脉错位对身体有什么危害？

由于解剖上的错位，血流动力学发生了变化，造成生理上的完全紊乱。全身各个器官严重缺氧，全身青紫，早期以口唇最明显。如果血流在左右心室间或心房间没有交通（正常人的两个心室之间和两个心房之间是不相通的），那么患儿出生后会马上死亡。如果同时存在室间隔缺损或房间隔缺损，那么低氧血和高氧血可以在心室水平或心房水平进行混合，缓解缺氧程度。部分患儿的动脉导管没有闭合，主动脉和肺动脉的血也可进行部分混合，但动脉导管在出生后很容易闭合，因此，患者出生后随时有生命危险。

110. 为什么有的患儿需要马上手术，而有的可等上一段时间？

大动脉错位后，因为两个心室承担的功能不同（左心室转变去承担肺循环，右心室转变去承担体循环），所以心室的压力也不同。如果室间隔是完整的，那么连接肺动脉的左心室压力会很快下降，一旦手术将大动脉调转，主动脉重新与左心室连接，收缩压已下降的左心室将不能承担将血液泵出以供应全身各器官的体循环的任务，手术后患儿不能存活。因此，手术年龄越小越好（一般不超过出生后3周），一定要在左心室压力下降之前做手术。

如果有室间隔缺损，那么血流在左、右心室间可相互流动，两侧心室的压力能维持平衡，左心室虽然连接的是肺动脉，但压力没有下降，左心室照样可以发育，左心室的收缩功能不会很快退化。但是肺动脉承受的是左心室压力，容易发生肺动脉高压。因此，也应该尽早手术，手术年龄最好不要超过3个月。

专家提示

婴儿出生后一旦发现青紫，不论有无呼吸困难，应马上到有治疗心脏疾病的大医院进行检查，无创性检查如心脏超声可作出诊断，以免失去手术指征。

111. 为什么有的大动脉错位手术要分两次做?

正如上一个问题所述的，这部分患者的室间隔是完整的，由于来治疗的时间已晚，年龄超过3周，那么连接肺动脉的左心室收缩压已下降，不能马上进行大动脉调转将主动脉连接到左

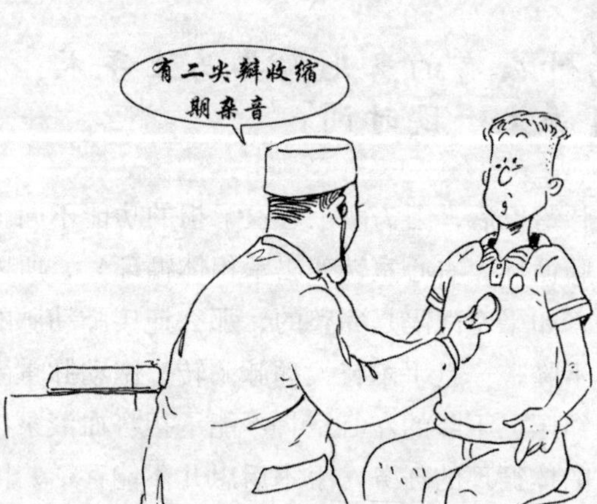

心室上。心脏外科医生会采取分次手术的方法，先将连接左心室的肺动脉用带子环缩，使左心室的收缩阻力增大，经过2周左右的锻炼，左心室的肌肉变得肥厚，左心室的压力会升高。通过心脏超声评价其生理指数，然后对符合条件的患者再进行第二次手术，也就是彻底的大动脉调转术。患者的手术成功率明显提高。

112. 合并肺动脉狭窄和室间隔缺损的大动脉错位是怎么回事?

有些患者除了大动脉错位外，还合并肺动脉狭窄和室间隔缺损。由于室间隔缺损使两侧心室的压力维持相对的平衡，左心室的收缩功能接近正常。同时左心室流出口与肺动脉连接处即肺动脉瓣有狭窄，限制了从左心室来的血大量输入到肺部，防止肺充血。虽然存在青紫，但患者的心室能够发育，肺高压损害不明显。这类患者的手术可在1岁左右进行。

113. 怎样发现完全性大动脉错位和如何就诊?

完全性大动脉错位是一类危重的复杂型先天性心脏病，一出生就出现青紫，呼吸急促，喂养困难等症状，因此很容易被发现。上海儿童医学中心建立了从诊断到治疗的快捷途径，也就是绿色通道。不论何地的患者，一旦发现异常，可直接前来就诊。在我院，经心脏超声检查一般能明确诊断，特殊情况下心内科医生会进行心导管造影检查，外科医生根据检查结果制订出周密的治疗计划，与家属沟通后即可进行手术治疗。

专家提示

完全性大动脉错位是一类严重的先天性心脏病，其临床症状

出现早，病情凶险，不及时治疗往往会失去手术指征甚至生后不久猝死。由于本病畸形复杂，手术年龄小，体重轻，因此对手术及手术后的治疗要求非常高，所以家长要选择医疗水平一流的医院进行治疗。上海儿童医学中心救治过几百例合并各种心脏畸形的大动脉错位患者，最小年龄为生后11小时，手术成功率超过95%。

114. 完全性大动脉错位手术的过程是怎么样的？

患儿全身麻醉后，手术在体外循环下进行。将体温下降至18℃（平常人体温在37℃左右）以降低全身各脏器氧耗量。先要将两根长错位置的细毛线般粗的冠状动脉游离出来，然后非常小心地种植到新的主动脉上。冠状动脉是供应心脏肌肉的血管，因此要精确地计算好新的冠状动脉走行的方向，如果有轻微的角度改变或受到周围大动脉的压迫，术后冠状动脉的血流肯定减少，导致心脏肌肉的血流供应减少，心肌缺血，患者术后是无法存活的。因此，冠状动脉的移位成功基本上决定了手术的成功。然后再将肺动脉和主动脉交换位置，整个手术就称为大动脉调转（Switch）术。

小知识 **什么是体外循环？**

进行心脏手术时，心脏停止了工作。通过管道将全身的静脉血引流至循环机器，经过人造膜肺的氧合作用，由循环泵将血液仍然输回到身体中，以供应身体的其他脏器如脑、肝、肾等。整个血液循环过程由于不通过心脏的工作在体外进行，故称为体外循环。因为血液在人工管道中流动，所以有小血栓、微小气栓形成并栓塞血管的风险。

115. 完全性大动脉错位手术的风险性如何?

完全性大动脉错位的手术多数在出生后不久进行，患者年龄小，体重轻，心脏畸形复杂，对大动脉的调转，两根冠状动脉的重新移植等要求非常高。如果合并其他严重畸形，如主动脉弓缩窄、主动脉弓中断或者冠状动脉解剖畸形，都会增加手术风险性。而且心脏手术不是一个简单的手术过程，还包括全身麻醉、体外循环、术后监护、术后护理等一系列治疗，任何一个环节对患者的手术成功率都是至关重要的。目前手术死亡率控制在5%以下。

116. 完全性大动脉错位手术的预后怎样?

手术的目的是将长错位置的大动脉矫正到正常位置，手术后的心脏从解剖结构上得到彻底矫正，能够恢复到正常人的心脏功能，预后较好，这是受到所有患者家属欢迎的。虽然手术风险较大，但患者家长还是愿意积极地选择手术治疗。

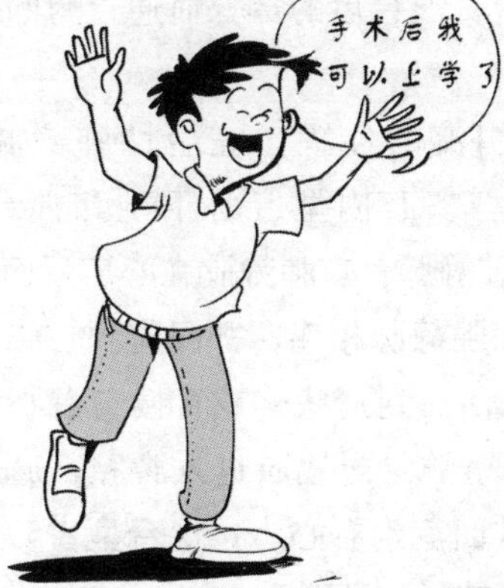

117. 完全性大动脉错位手术后需要定期随访吗？

大动脉调转后，新连接的大动脉吻合口随着患者的年龄增长而发育。但在部分患者的成长过程中可能会出现吻合口狭小，甚至梗阻，使心脏射血困难，最终导致心泵功能衰竭。因此，患者在手术后的一段时间内需要随访，心脏外科医生会根据具体的检查资料，评介心功能状况，血管通路有无狭窄，或狭窄的程度如何，是否需要再次手术扩大或跟踪随访等。所以，在术后6个月、1年，以及以后每隔1年应来医院检查直到成年。

完全性肺静脉异位引流

118. 什么是完全性肺静脉异位引流？

完全性肺静脉异位引流是指应该回流到左心房的左肺静脉、右肺静脉血直接或间接地回流到右心房，这样右心房的回流血不但包括正常回流的上腔静脉、下腔静脉血，还包括异常回流的肺静脉血，氧饱和度低的腔静脉血和氧饱和度高的肺静脉血在右心房混合，混合后的部分血通过房间隔缺损分流到左心房。

根据肺静脉引流的位置，完全性肺静脉异位引流分为四种类型：心上型、心内型、心下型和混合型。心上型占45%～50%，指左肺静脉、右肺静脉在心房后面会合成总干，然后与左侧或右侧上腔静脉相连，并回流到右心房；心内型约占25%，指汇总静脉回流到冠状窦或直接与右心房相通；心下型约占25%，指汇总静脉穿过膈肌进入腹腔，通过门静脉等最后与下腔静脉相通并回流到右心房；混合型占5%～10%，指同时具有上述两种以上畸形。见下图。

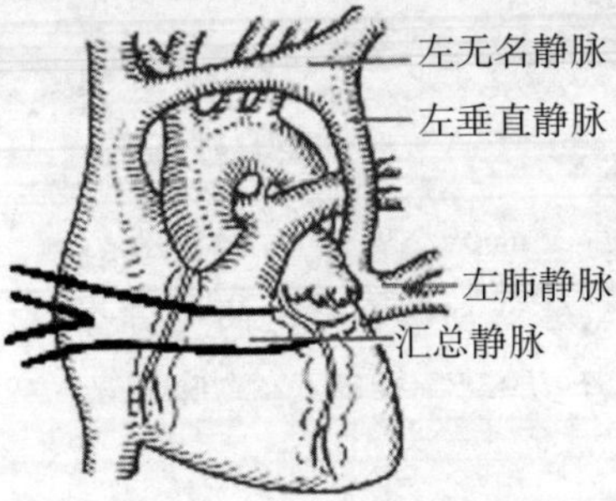

心上型

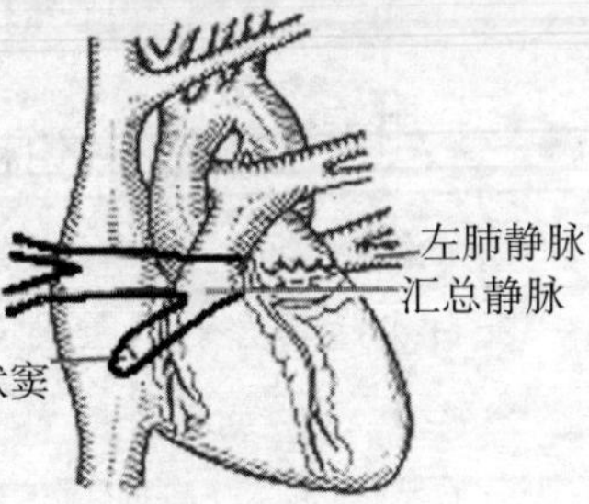

心内型

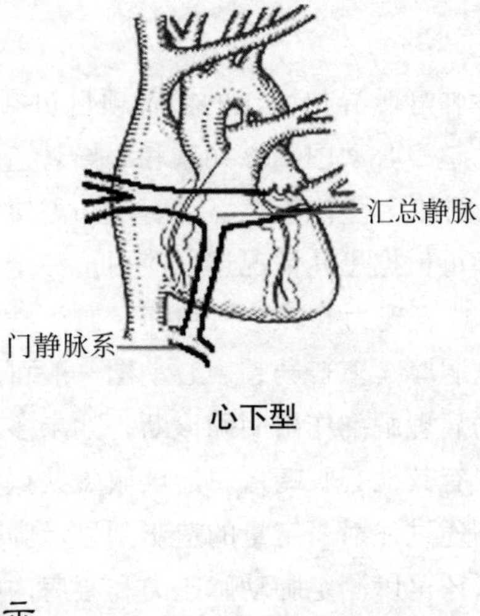

心下型

专家提示

完全性肺静脉异位引流是一种复杂的先天性心脏病，占先天性心脏病发病率的1.5%～3%，如果不采取手术治疗，75%的患儿在1岁内死亡，其自然生存率与肺静脉回流有无梗阻和房间隔缺损是否足够大有很大关系，如果存在严重的肺静脉回流梗阻，患儿出生早期表现为发绀和心力衰竭，需要通过急诊手术挽救生命。

小知识 **什么叫氧饱和度？**

氧饱和度是指血红蛋白与氧的结合程度，即1g血红蛋白实际结合的氧量与最大能够结合的氧量之间的百分数比值。正常动脉血氧饱和度为93%～98%，静脉血为70%～75%。

119. 诊断完全性肺静脉异位引流需要做什么检查？

诊断完全性肺静脉异位引流的检查项目包括胸部X线片、心电图、多普勒超声心动图、磁共振和心导管造影等，其中胸部X线片、心电图和多普勒超声心动图是必需检查项目，磁共振和心导管造影可根据患儿情况选择应用。完全性肺静脉异位引流的胸部X线片表现为心脏扩大和肺充血。心电图表现为电轴右偏，右心室肥厚。多普勒超声心动图一般可以对完全性肺静脉异位引流的病理解剖作出明确诊断。如果多普勒超声心动图显示不清或伴有其他心脏畸形，建议做磁共振检查或心导管造影，后两者均通过注射一定量的造影剂显示肺静脉的回流情况，心导管造影还可以测定肺动脉压力和心房内的氧饱和度，但具有一定的创伤性。

专家提示

有肺静脉回流梗阻的完全性肺静脉异位引流，病情常常十分危重，甚至出现心功能不全和肺部感染，这类患儿的术前诊断尽量避免心导管造影检查，因为注射较多量的造影剂会改变肺部血液渗透压，增加肺间质渗出，甚至出现肺高压危象，因此，尽量通过多普勒超声心动图来明确诊断。磁共振造影剂量较小，也可以选择应用。

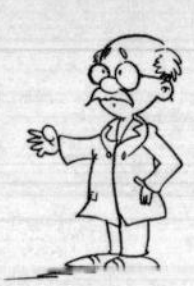

小知识 什么是超声心动图？

超声心动图是利用超声成像的特点，对心脏的解剖特征、生理功能和血流特征等方面进行检查的新型诊断工具，超声心动图具有无创伤性，在诊断效果上已经能够与心导管造影媲美，并部分取代心导管造影，是当今心脏病诊断技术迅速发展的领域之一。

120. 完全性肺静脉异位引流的患儿应该在什么时候手术?

完全性肺静脉异位引流是一种严重并复杂的先天性心脏病，早期出现肺动脉高压，进而并发心功能不全和肺血管梗阻性疾病。治疗原则是早期诊断，早期手术。如果不采取手术治疗，75%的患儿在1岁内死亡，如果患儿并发肺静脉回流梗阻，常常必须在新生儿阶段通过急诊手术来挽救生命，即使患儿无肺静脉回流梗阻而且肺动脉高压较轻，也不能拖延手术时机，应该尽快及早手术，以防止疾病进行性恶化。手术前必须应用强心利尿药和血管扩张药，防止慢性心功能不全的急性发作。

专家提示

大多数完全性肺静脉异位引流的患儿通过手术治疗能够得到拯救，但是影响手术成功的因素很多，包括术前患儿的全身状况、肺高压的程度、是否已经并发肺部感染等。需要急诊手术的适应证包括：①出现急性心功能不全；②术前诊断显示有明确的肺静脉回流梗阻和严重的肺动脉高压；③因为明确的上述原因而导致生命垂危。

小知识 **什么是肺静脉回流梗阻?**

肺静脉回流梗阻的原因包括内源性和外源性。内源性主要指肺静脉回流途径包括汇总静脉、垂直静脉或无名静脉本身存在先天性的解剖狭窄，导致肺静脉回流到心脏出现不畅。外源性指汇总静脉受到其他脏器的压迫导致梗阻，尤其多见于心下型肺静脉异位引流的汇总静脉受到膈肌或腹腔脏器的压迫，最后导致肺淤血和肺高压，并出现心力衰竭。

121. 完全性肺静脉异位引流的手术方法是怎样的?

心上型的肺静脉异位引流是将汇总静脉与左房顶部吻合，结扎垂直静脉，心包补片修补房间隔缺损；心内型的手术方法是将冠状窦顶部剪开，扩大房间隔缺损，然后用心包补片将去顶的冠状窦与扩大的房间隔缺损连接，这样冠状窦开口到左心房；心下型的手术方法是将汇总静脉与左房后壁吻合，结扎垂直静脉，心包补片修补房间隔缺损；混合型肺静脉异位引流的手术方法根据不同解剖情况选择上述两种以上方法进行矫治。见下图。

专家提示

完全性肺静脉异位引流的矫治手术需要在低温体外循环心脏停跳下进行，对新生儿甚至可以采用深低温停循环的方法，这样可以减少插管，改善暴露。不同类型完全性肺静脉异位引流的手术方法各不相同，原则是重新建立肺静脉与左心房无梗阻的交通，并修补房间隔的缺损。

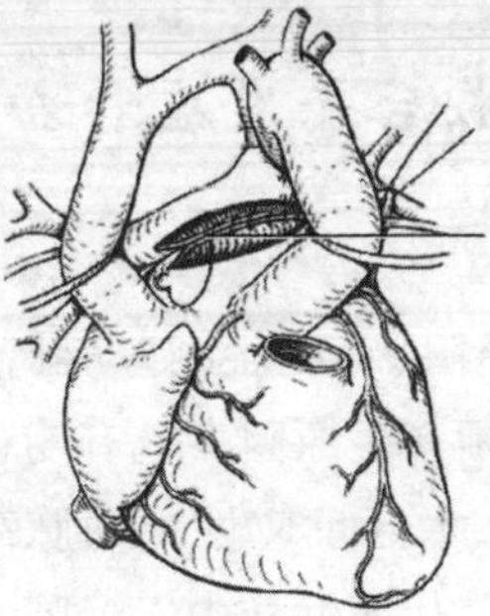

心上型手术方法

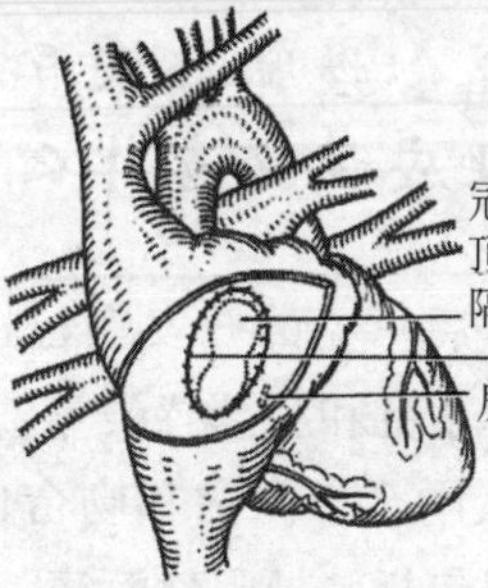

心内型手术方法

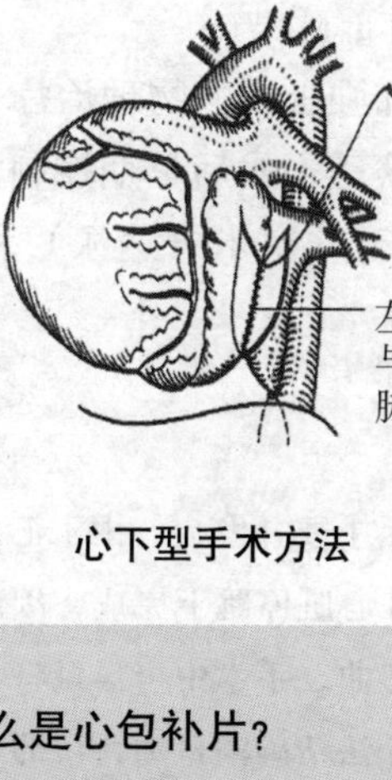

心下型手术方法

小知识　什么是心包补片？

人体心脏外面由一层被称为心包的纤维浆膜囊包裹，心包与心脏之间的腔隙称为心包腔，心包腔内有少量浆液，具有润滑功能。心脏手术常常需要将心包切口暴露心脏，而同时将心包裁剪下来用0.6%的戊二醛固定，能够作为心脏缺损的修补材料。心包补片具有组织相容性好、吻合口不易渗血和炎症反应轻的优点，缺点是强度较弱。但心包切开后心脏容易与胸骨粘连，为以后的心脏手术增添困难。

122. 完全性肺静脉异位引流术后并发症和护理应该注意什么？

手术后常见的并发症包括吻合口梗阻、反应性肺动脉高压、心律紊乱和肺部感染等。吻合口梗阻产生原因多见有吻合口水肿、吻合口扭曲和吻合口过小等。术后反应性肺动脉高压的原因包括肺梗阻性疾病、患儿哭吵、代谢性酸中毒、肺不张、房室瓣反流及吻合口梗阻等。心律紊乱多见于室上性的心动过速等。手术后患儿抵抗力下降，如果血流动力学不稳定，呼吸机依赖，容易并发肺部感染。

手术后护理中必须加强肺部的物理治疗，包括经常翻身、拍背、呼吸道雾化和吸痰等，术后早期控制液体进出平衡，出院后也必须口服地高辛、呋塞米（速尿）和卡托普利（开搏通）等，定期门诊随访。

专家提示

吻合口梗阻是手术后主要并发症，由于汇总静脉和左心房解剖位置不同，且吻合是在心脏停跳下完成，因而心脏充盈复跳后吻合口可能出现变形或扭曲。手术中可尽量将吻合口做大，超声由于切面的关系，常常无法精确测量吻合口的大小，手术后判断吻合口梗阻还必须结合临床表现，如果明确存在吻合口狭窄导致肺静脉回流梗阻，必须再次手术。

小知识 **什么是地高辛？**

地高辛是一种中速洋地黄类药物，临床主要用于治疗慢性心功能不全和抗室上性心律紊乱，中毒量的不良反应包括出现室性早搏、窦性心动过缓、眩晕、视觉障碍和胃肠道反应等。一般认为儿童心率低于80～90次/分钟，需要停药1次。地高辛的饱和剂量是0.03毫克/千克，维持剂量是饱和剂量的1/4，每天分两次，每12小时口服1次。

心脏瓣膜疾病

123. 什么是心脏瓣膜？

为了保证血液在循环系统中按固定的方向流动，在心脏内部有四扇单向开放的“门”，称之为心脏瓣膜。按心脏内血液流动的顺序，它们分别被称为三尖瓣（位于右心房与右心室之间）、肺动脉瓣（位于右心室与肺动脉之间）、二尖瓣（位于左心房与左心室之间）、主动脉瓣（位于左心室与主动脉之间）。那么，心脏是如何调节这些“活门”开闭的呢？以二尖瓣为例，血液在肺内进行氧合后从肺静脉流入左心房。当心脏舒张时，左心室腔内压力下降，二尖瓣便开放，血液从左心房流入左心室；当心脏收缩时，左心室腔内压力增高，使二尖瓣

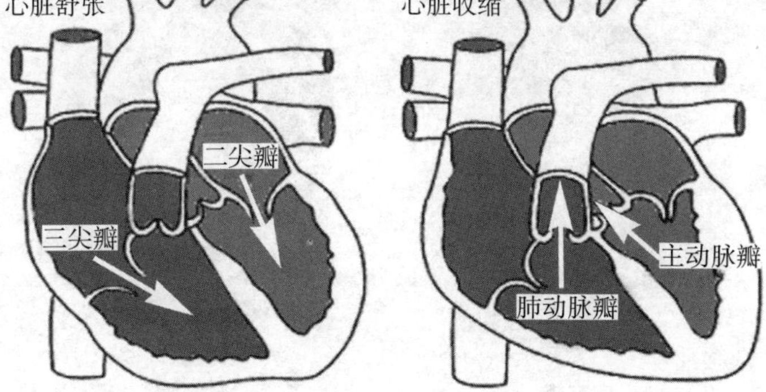

关闭，血液便只能通过主动脉瓣流向全身。由此可见，心脏瓣膜是心脏内非常重要的结构，如果把心脏称为推动血液循环的“泵”，瓣膜则相当于它的单向阀门，瓣膜的正常开闭保证了血液的单向流动，维持了正常的血液循环。

124. 瓣膜的结构是怎样的?

心脏内的四个瓣膜按存在的部位分为动脉瓣和房室瓣。动脉瓣包括主动脉瓣和肺动脉瓣，它们分别位于主动脉和肺动脉的根部，由附着在瓣环上的三个半月形瓣叶构成，因此也称为半月瓣。心脏收缩时，心室压力急剧上升，瓣叶开放，血液流入动脉；心脏舒张时，心室压力急剧下降，低于动脉压时，瓣膜关闭，防止血液反流心脏。房室瓣位于心房和心室之间，包括三尖瓣和二尖瓣。它们由瓣环、瓣叶和瓣下结构共同组成。瓣下结构包括腱索和乳头肌。瓣叶附着在瓣环上，瓣叶的游离缘由腱索牵拉，每个瓣叶的腱索有多根共同附着在一个乳头肌上，乳头肌附着在心室壁上，形成像“降落伞”样的结构。心室收缩时，房室瓣叶在腱索和乳头肌的牵拉下关闭，使血液不能反流入心房，而此时动脉瓣开放，因此血液流入大动脉。如

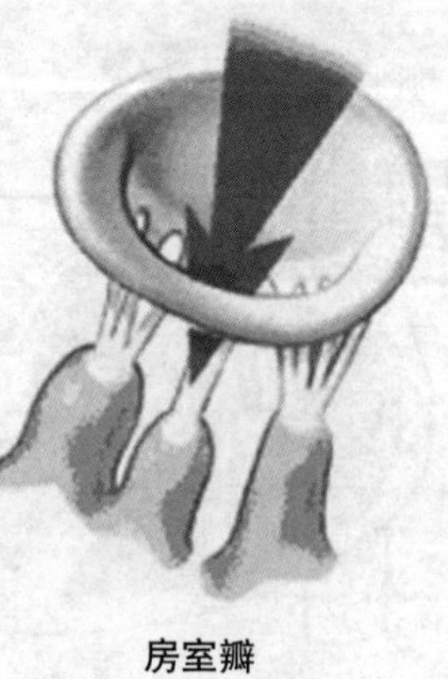

房室瓣

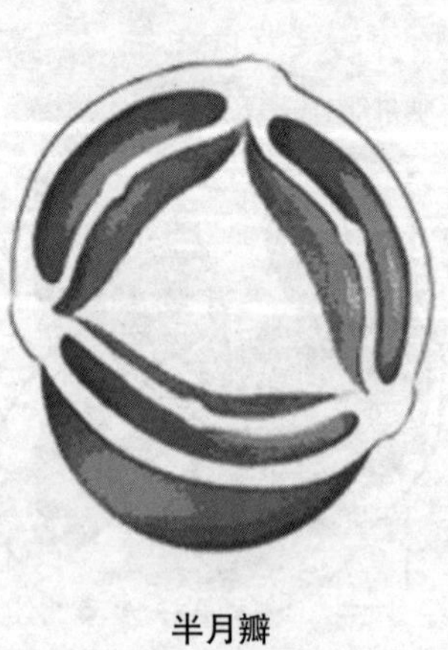

半月瓣

果腱索过短或过长，可以造成瓣叶的漂浮困难或脱垂，都会造成房室瓣的反流。

125. 小儿可以罹患哪些瓣膜疾病？

瓣膜病的种类很多，但均表现为狭窄和（或）关闭不全。小儿患有瓣膜疾病，可以是先天性的，也可以是获得性的。由于瓣膜本身先天发育的原因可造成瓣膜的狭窄或关闭不全，如主动脉瓣狭窄、肺动脉瓣狭窄、共同房室瓣等。完全性房室间隔缺损时，二尖瓣、三尖瓣没有分隔开来，而是形成一个共同房室瓣，共同房室瓣往往存在瓣叶的裂缺及瓣下结构的异常，因此会有不同程度的瓣膜关闭不全。先天性心脏病的患儿如果不能得到及时矫治，由于心脏扩张也可以造成瓣环扩张，瓣膜关闭不全。某些类型的先天性心脏病，如肺动脉瓣下室间隔缺损，由于血流长期冲击，则可造成主动脉瓣的脱垂，继而导致主动脉关闭不全。对这些先天性心脏病主张早期治疗，以保护继发性瓣膜病变。获得性心脏病，如风湿性心脏病，可累及心脏瓣膜，使得心脏瓣膜发生粘连、狭窄、增厚、卷曲等，便可造成瓣膜的狭窄或关闭不全，以致影响心脏功能和全身血液循环。

126. 如何发现小儿存在瓣膜疾病？

瓣膜疾病无特异性的临床表现，如果存在明显的瓣膜狭窄或关闭不全，则表现为心功能不全的症状。小婴儿表现为心率快、气促、多汗、喂养困难、吃奶时吃吃停停。儿童可主诉胸闷、气短，这是瓣膜病的最多表现，当进行一般日常活动时就会感到不适，严重患儿安静时既有气促、胸闷。部分患儿可诉头晕、乏力或胸部不适、心悸。严重患儿可出现水肿、腹胀等表现。如果存在这些症状应及时就诊。针对瓣膜疾病除了医生问病史和体格检查之外，还需要一些辅助检查手段，包括心电图、胸部X线片、心脏超声等，其中心脏超声是瓣膜疾病最重要的检查手段，可以了解病变瓣膜的结构、狭窄或反流的程度。

127. 小儿也可以调换心脏瓣膜吗?

对于小儿瓣膜性疾病的治疗原则是尽可能整形修复，只有当瓣膜损坏已无法修复时才考虑做瓣膜置换手术。

人造心脏瓣膜可分为两大类，即人造机械瓣膜和人造生物瓣膜。机械瓣膜具有瓣膜有效口径大、寿命长等优点，目前国内外应用得比较普遍。可是机械瓣膜由于使用的材料和设计上的原因，血液通过瓣膜有形成血栓的可能。为了防止血栓的形成，病人一旦装上了机械瓣膜后就必须终身口服抗凝药，以防不测。

生物瓣膜则是采用自身的、同种异体的或动物组织经过处理后缝制而成的瓣膜。生物瓣膜所用的材料有人的心包膜、硬脑膜，牛的心包膜或心瓣膜等。生物瓣膜的最大优点是来源方便，制作成本低，手术后不需要长期口服抗凝血药。但是生物材料制作的瓣膜也有其致命的弱点，即瓣膜寿命较短，一般置换5～10年后瓣膜便会失去功能，病人还需要再次手术。

小儿若需置换瓣膜，大多选用机械瓣膜，一般小儿在7～8岁以后才能安装人工心脏瓣膜。但小儿装上心脏瓣膜后，随之产生的最大问题是，随着小儿的生长发育，人工瓣膜的有效口径不够大，到时候还需重新置换。同时，终身抗凝血也将带来许多不便，如有不慎，外伤碰破皮肤，则会造成出血不止等严重后果。所以，现在国内外都在研究选用同种生物瓣膜。这种瓣膜通过处理后既保持组织的活力，又不会产生抗原反应（机体对外来物质的一种排异反应）。这种瓣膜寿命长，使用方便，对小儿尤为适用。

128. 小儿换瓣后应注意哪些事项？

换瓣手术后应特别注意两点。

一是心功能的维护。手术后3个月内，是病人康复的主要阶段。此时要注意保持患儿足够的休息和充足的睡眠。出院后应根据医嘱适当服用地高辛、卡托普利（开搏通）、利尿药等药物。随心功能的改善可适当进行活动，定期到医院复查，如果心功能状况良好，半年后可逐渐恢复至正常的活动。但仍应避免剧烈活动。

另外一个重要事项是抗凝血药物的应用。一般来讲，换生物瓣者只需要抗凝血3个月，而换机械瓣者则需终身抗凝血。千万不要忘记按时服抗凝血药，否则会导致血液在瓣膜表面形成血栓及血栓脱落引起身体各部位栓塞，也可能造成瓣膜无法工作；若服用抗凝血药过量则会引起身体各部位出血。患儿家长必须按以下要求去做。①应清楚服用药物的名称、剂量：根据医嘱每日在同一时间服用，不得随意改服抗凝血药的品种、剂量及服药时间。②出院第一年开始每1～2周抽血化验凝血酶原时间1次，以后应每隔1个月化验1次凝血酶原时间，第二年可3～6个月化验1次。凝血酶原时间就是表示病人的血液需花多长时间凝固，其结果应是正常人的1.5～2倍，若低于1.1倍或高于2.5倍，应增减服药剂量的1/8～1/4，并于3日后再化验，直至接近要求。③某些药物能干扰抗凝血治疗的效果：苯巴比妥类药物、阿司匹林、双嘧达莫（潘生丁）、吲哚美辛（消炎痛）、氯霉素、新霉素等药物能增强抗凝血作用，维生素K等止血药则削弱抗凝血作用。必须应用上述药物时，由医生指导及观察使用，并做多次化验检查，以调整抗凝血药的剂量。

④某些疾病能影响抗凝血治疗的效果：肝炎、心力衰竭、发热、甲状腺功能亢进可致口服抗凝血药敏感性升高；腹泻时肠道吸收较差，可减弱口服抗凝血药的效果。⑤抗凝血治疗期间应避免外伤，以防大出血：若出现齿龈出血、皮肤出血点等应及时检查，以调整服药剂量，并且在应用抗凝血药物期间要严密观察有无内出血的发生，如有无黑粪、尿、咯血、头晕、晕厥或突发性胸闷、偏瘫或失语等。若有，应立即到医院就诊，以便及时诊断、及时处理；外伤出血可局部压迫或加压包扎。⑥若病人需要做其他手术，应咨询心血管外科医生，遵医嘱执行，在术后36～72小时要重新开始抗凝血治疗。

单 心 室

129. 什么叫单心室?

正常心脏的两个心房通过两组房室瓣分别与两个心室连接，而单心室是指两个心房通过两组房室瓣或共同房室瓣与一个心室连接，通常一个心室发育良好，而另一个心室未发育或发育不良，由于手术治疗无法对发育不平衡的两个心室进行分隔，因此形成功能性单心室这一观点。少数病人即使两个心室发育良好，但两个心室不能隔开，其治疗策略与功能性单心室相类似。

最近，国际胸外科医师协会一致接受功能性单心室的命名。该命名系统认为功能性单心室包括左室双入口和右室双入口、二尖瓣闭锁和三尖瓣闭锁、不平衡的共同房室通道、仅一个完全发育的心室和心脾综合征以及少量不符合其他主要类别的单心室。

专家提示

单心室是一种少见的先天性心脏病，仅占1.3%～3%，功能性单心室的自然病史取决于体动脉及肺动脉的血流量是否充足，以及综合的容量负荷对心室的影响。如果不经外科治疗，其自然转归是在出生后第1天到20岁的任何时候逐步走向死亡。如今由于手术的介入，已较难判定其自然病史。自20世纪50年代起，增加肺血流量（分流术）和减少肺血流量（肺动脉环缩术）的手术明显改变了功能性单心室病人的生存前景。

小知识 **什么叫房室瓣？**

心脏的房室瓣包括二尖瓣和三尖瓣。二尖瓣又称左房室瓣，由前后两组瓣叶组成，前瓣呈三角形，附着在二尖瓣环上约占1/3，后瓣呈贝壳状，附着在二尖瓣环上约占2/3。三尖瓣又称右房室瓣，瓣叶包括前瓣、隔瓣和后瓣，前瓣最大，后瓣最小。

130. 单心室病人术前应该做什么检查？

单心室病人术前应该做胸部X线片、超声心动图和心导管造影检查。根据胸部X线片肺纹理的情况可以提示肺部血流的情况，如果单心室伴肺动脉狭窄，肺纹理减少，心脏影小，而单心室伴肺高压病人，肺纹理增多，心影大。超声心动图对单心室病人的详细解剖结果诊断具有重要价值，可以鉴别单心室主腔是左室型或右室型、房室瓣反流情况、肺动脉狭窄的程度，以及大动脉与心室的位置关系，并且可以测定单心室的心功能，对选择手术方案具有重要意义。心导管造影检查也是术前的重要检查内容，可显示肺动脉分支的发育情况，是否存在肺静脉或体静脉的异常回流，直观地显示心室的大小和功能。

专家提示

单心室病人的临床表现与是否存在肺动脉狭窄有很大关系。如果无肺动脉狭窄或程度较轻，体循环与肺循环的血在单心室内混合少，病人发绀程度轻，但早期出现充血性心力衰竭和肺血管病变，如果存在较严重的肺动脉狭窄，体循环与肺循环的血在单心室内混合多，病人发绀明显，但不存在肺动脉高压和充血性心力衰竭。

小知识　**什么叫心导管检查？**

心导管检查是由外周血管插入各种功能的导管至心腔和血管进行生理资料的采集和选择性血管造影，从而为外科手术提供精确的解剖和生理功能资料。目前，心导管技术还被广泛应用于部分先天性心脏病的介入治疗，如肺动脉狭窄的导管球囊扩张、房间隔缺损的导管填塞等。

131. 单心室病人什么年龄需要手术治疗？

目前，单心室病人一般主张分期手术以减少手术死亡率，手术年龄根据病人的氧饱和度和是否存在肺动脉高压而定，如果肺动脉狭窄十分严重，病人氧饱和度低于60%，新生儿阶段可以施行体肺分流手术，使体循环部分血通过人工血管到肺循环，以增加肺血和氧饱和度，并促进肺动脉发育。如果病人无肺动脉狭窄，则存在严重的肺动脉高压，新生儿阶段需要通过肺动脉环缩术控制肺血和肺动脉压力，否则充血性心力衰竭同样会导致病人早期死亡。如果单心室合并肺动脉狭窄，而氧饱和度维持在70%～80%，病人一般可以活到婴儿期，6个月至1岁可以选择双向腔肺吻合术，2岁以后再根据肺动脉的发育和心功能等情况，考虑改良房坦手术（Fontan手术）。

专家提示

由于某些先天性心脏病的形态学结构非常复杂，或者病人的临床状况无法耐受完全性解剖修补，通过一些创伤较轻的手术，对血流动力学进行适当的改变，减轻病人的临床症状，使其生存并继续生长，为以后解剖或生理性的修补或矫正赢得时间。这类只是减轻症状而未对主要病理生理矫正的手术被称为姑息性手术。体肺分流手术、肺动脉环缩术和双向腔肺吻合术均属于姑息性手术。

132. 什么叫双向腔肺吻合术（Glenn术）和改良房坦手术（Fontan术）？

双向腔肺吻合术和改良Fontan术是外科治疗单心室的主要手术方法。双向腔肺吻合术又称双向Glenn分流术，是指上腔静脉与同侧的肺动脉做端侧吻合，使得上腔静脉血流能流向双侧肺动脉，是功能性单心室较好的姑息手术方法，双向腔肺吻合术能增加肺血流量，从而增加体动脉的氧饱和度，同时不增加心室的容量负荷，为二期改良Fontan手术作为过渡。见下图。

改良Fontan手术是双向腔肺吻合术后，通过心房内板障或外管道等方式将下腔静脉血与肺动脉的吻合，达到全部腔静脉与肺动脉的连接。改良Fontan手术是治疗单心室的终结性手

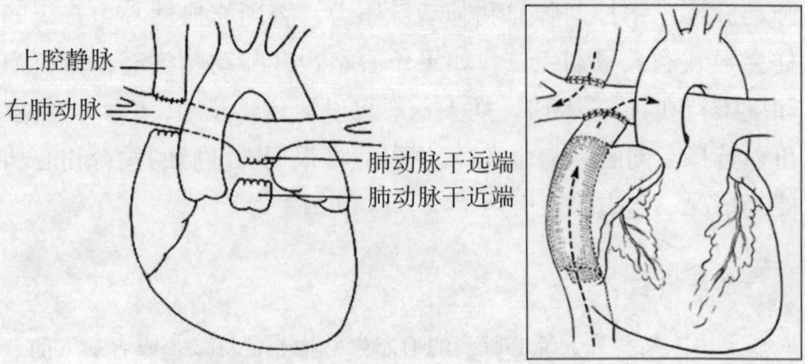

双向腔肺吻合术

术，是属于生理性的根治。目前提倡在做改良Fontan手术前先做双向腔肺吻合术，使得血流动力学逐渐过渡。

专家提示

改良Fontan手术有严格的手术禁忌证，包括明显心功能不全者，肺动脉发育不良者，存在肺动脉高压或肺阻力增高者，存在轻度、中度以上房室瓣反流者，心律失常者，年龄小于2岁者等。如果存在这些情况，手术死亡率明显增加。

133. 单心室病人手术后的护理要点和治疗结果如何？

手术后早期要注意进量和出量的平衡，如果尿量少要及时应用利尿药，根据年龄和体重控制饮食量。饮食要清淡，适当食用蛋白类食品，如牛奶等，忌盐分和脂肪量过多的食品。手术后肺部护理十分重要，主要采用雾化和吸痰，服用化痰药，防止肺不张。手术后必须根据医师吩咐规则服用药物，包括利尿药、地高辛、氯化钾和阿司匹林等，其中地高辛可以增强心肌功能，阿司匹林有活血的功能。手术后早期活动量要限制，注意休息，即使以后心功能改善，也必须避免剧烈活动，因为心率增快和肺阻力增高不利于双向腔肺吻合术和改良Fontan术后静脉血的回流。即使手术后康复出院也必须根据医师嘱托定期门诊随访，尤其手术后早期必须检查心动图、胸部X线片和超声，以排除心律失常、心包积液、胸腔积液和肺不张等。

专家提示

单心室病人改良Fontan术的早期病死率约10%，病人术前心功能状况、肺动脉发育情况、肺高压和肺阻力状况、房室瓣功能等均影响手术效果，晚期病死率约6%，死亡原因主要包括心律失常和心力衰竭。大部分病人远期效果比较满意，90%以上可以恢复正常学习和工作。

小知识 **什么是利尿药？**

充血性心力衰竭造成水钠潴留，左心衰竭表现为肺淤血或肺水肿等，右心衰竭表现为静脉淤血和水肿，这些病人必须通过促进尿液排出改善症状。常用利尿药包括呋塞米（速尿）、氨苯蝶啶、氢氯噻嗪（双氢克尿塞）等，其中呋塞米还有排钾作用，而氨苯蝶啶有保钾作用，两药可以合用以维持血钾浓度，防止血钾异常导致心律失常。

第6章

先天性心脏病术后的呼吸护理

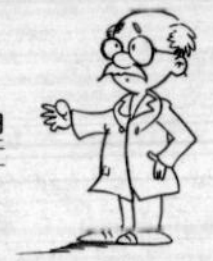

134. 什么是氧疗？

氧疗是通过不同的供氧装置或技术，使病人的吸入氧浓度（FiO_2）高于大气的氧浓度（21%），以达到矫正低氧血症，提高氧供的目的。氧供（oxygen delivery，DO_2）取决于血液在肺内氧合的程度、血液携带氧的能力、心排血量，以及组织细胞利用氧的能力，其中输送氧的关键取决于循环功能的好坏。氧疗是临床上主要用来矫正或缓解缺氧状态迅速而有效的治疗措施。但氧疗选择不当可以产生多种不良反应，加重病情，甚至危及患儿的生命。例如，患有某些青紫型先天性心脏病的新生儿，若体循环灌注依赖动脉导管则不适合吸氧，因为氧供的增加会加速动脉导管的提前关闭而致体循环灌注不良，临床上出现严重的酸中毒、休克。因此，掌握氧疗指征、适应证及注意事项，并在氧疗的同时兼顾其他有效的病因治疗至关重要。

135. 什么叫低氧血症？

低氧血症（hypoxemia）是指动脉血的氧分压（PaO_2）低于正常，不仅可反映血浆中物理溶解的氧量，而且影响血氧饱和度，因而影响与血红蛋白结合的氧量。PaO_2是决定氧供的重要因素。

136. 什么叫缺氧？

所谓缺氧，是指氧的供应与消耗间的失衡，提供给组织细胞的血氧量不能满足其代谢需要，可表现为低氧血症，动脉血氧分压下降，但动脉血二氧化碳分压可能正常。

137. 氧疗的目的是什么？

氧疗的目的在于改善低氧血症，但氧疗并不能治疗所有的缺氧。由于氧疗可以不同程度地提高吸入氧浓度，当病人的通气功能无障碍时，其肺泡氧浓度也有相应的升高。结果，肺泡气和肺毛细血管血的氧分压差增加，有利于氧由肺泡向血流方向弥漫，使PaO_2升高。但是，当肺泡完全萎陷，或肺泡的血液灌流完全停止，则气体交换不能进行，这时肺泡氧分压再高，也难以进到血液中。临床上凡属于通气功能不足/灌流不平衡所引起的低氧血症，氧疗有一定帮助。至于较大的右向左分流、静脉血掺杂所致的动脉血氧分压不足，氧疗效果颇为有限。氧疗只能预防低氧血症所致的并发症，如缺氧的精神症状、心律失常、乳酸中毒和组织坏死等，故氧疗只是防止组织低氧的一种暂时性措施，绝不能取代对病因的治疗。

138. 氧疗包括哪些方法？

氧疗包括无创法和有创法。临床上常用无创法氧疗，包括低浓度氧疗（鼻吸氧）、中等浓度氧疗（面罩吸氧）、高浓度氧疗（头帐吸氧）和无创呼吸机的应用。有创法氧疗是指需要建立有创人工气道进行机械通气，如气管插管或气管切开。

139. 什么是呼吸机？

呼吸机是一种人工装置。它可以借助其机械力量，将空气、氧气或空氧混合气压入肺内，产生或辅助患者的呼吸动作，使肺间歇性膨胀，达到增强和改善呼吸功能、减轻或矫正缺氧与二氧化碳潴留目的的一种治疗措施或方法。随着电子和机械技术水平的不断提高，呼吸机的性能日臻完善，其适用范围也日益扩大和普及。

140. 先天性心脏病矫治术后为什么还要呼吸机支持？

由于先天性心脏病矫治术后患儿存在胸壁创伤、手术刺激、腹胀和术后疼痛，使得胸壁、腹壁及膈肌运动受限，影响肺泡的膨胀，降低肺容量，尤其是功能残气量（FRC）和肺活量（VC）的降低。FRC严重降低可引起小气道狭窄和关闭，使通气/灌流比例失调，肺内分流量增加，导致术后低氧血症。同时体外循环所致的全身炎性反应，更进一步加重术后FRC降低、肺功能障碍。有报道显示，胸部手术后的24小时内，VC可降低50%～75%；术后5～7天，VC仍只有术前的60%～70%；一般术后4～8周才能逐渐恢复到术前水平。因此，术后早期仍需要呼吸机辅助通气。而呼吸机的撤离是一个逐步降低呼吸机参数，逐步由自主呼吸代替机械通气的动态过程，它要求连续不断地评估，直至患儿苏醒，心肺功能稳定，其他各器官和系统功能恢复。先天性心脏病术后若无并发症则绝大多数患儿可快速顺利撤机，而对于心功能处于临界状态或存在其他并发症的患儿，撤机是一个复杂的、易于反复的、且不易成功的缓慢过程。

141. 呼吸机使用期间如何进行气道的保护？

在正常生理情况下，吸入气经过鼻腔、口腔、咽喉部加温湿化后进入呼吸道，气体的含水量约为34毫克/升，肺泡部的饱和水蒸气为43.4毫克/升。但在病态时，尤其是呼吸窘迫、高流量吸氧、建立人工气道使用呼吸机等情况下，吸入气的温度和湿度都难以达到生理要求。结果，可使肺表面活性物质减少或活性降低，呼吸道内分泌物变稠，气管黏膜纤毛运动发生障碍，导致肺不张和肺部感染等并发症。同时全身麻醉状态、气管插管或气管切开后，影响咳痰能力，黏稠的痰液不能有效咳出，而婴幼儿呼吸道较成人细小，更易被气道分泌物堵塞。因此，必须采取有效的加温湿化措施，使吸入气体达到生理要求，并且气管内吸引非常重要，可以防止分泌物黏滞堵塞气道，进而预防肺不张和呼吸道感染。

142. 临床术语“吸痰”是什么概念？

临床术语“吸痰”就是指气管内吸引术。其适应证包括昏迷、丧失咳痰能力或全身麻醉，气管插管或气管切开后，影响咳痰能力的病人；黏稠的痰液不能有效咳出，容易导致呼吸道阻塞的病人；咳嗽反射弱，呼吸道防御功能差的患儿。气管内吸引术有两种方法。①气管内插管及气管切开吸引，以消毒钳或手持吸痰管徐徐将吸引管推进至呼吸道，边插边略旋转吸引管，反复开放、关闭压力控制孔，气道分泌物逐步吸出，然后退出吸引管。每次吸引时间不超过15秒，以免导致缺氧，心脏停搏。②经鼻腔气管内吸引，用于清醒较合作的患者。吸引管自一侧鼻腔轻轻插入达到鼻咽腔后，令患者深吸气，迅速将吸引管送入气管。由于操作技术高，且要患者密切配合，常需数次才能成功。

143. 什么是肺不张？

肺不张表示肺组织部分或完全无气，体积萎缩。它是一个病征，而不是病名，因此需要仔细寻找引起肺不张的原因，从根源上给予治疗。先天性心脏病术后并发肺不张的原因很多，包括支气管内在阻塞如黏稠的痰液、炎性渗出物、支气管狭窄等，支气管外在阻塞如淋巴结肿大、主动脉瘤、心脏增大（左心房扩大）、心包积液等，以及由于较大量的胸腔积液或气胸、胸廓下陷、横膈上升等原因造成肺部外受压。

144. 手术后肺不张有哪些临床表现？

肺不张的临床表现差异较大，和肺不张的范围及其引起肺不张的原因密切相关。一侧性肺不张，常伴有明显的呼吸困难，患儿缺氧，呼吸急促，鼻翼扇动，有时伴有心动过速、休克现象。体格检查可以发现患侧胸廓变形，呼吸音明显减弱或消失，叩诊高度浊音或实音，气管向患侧移位等改变。而局限性肺不张临床症状可不明显，临床体征也不典型。如果肺不张持续存在，肺部就会发生炎症，有发热、白细胞增高、痰液量增加等肺炎的表现。

145. 什么叫呼吸机相关性肺炎？

呼吸机相关性肺炎（VAP）通常是指应用呼吸机进行机械通气持续48小时后发生的肺炎，是危重病人进行机械通气支持最常见的并发症之一。一旦出现VAP则容易造成撤机困难，延长患儿住院时间，增加住院费用，严重者还会威胁生命。据报道，VAP的发生率多为18%～60%，病死率30%～50%。因此，先天性心脏病术后只要条件允许，提倡早期撤离呼吸机，对不能迅速拔管的患儿，也应创造条件尽早改用无创机械通气。VAP的发生机制与多种因素有关，主要包括呼吸道与全身防御机制受损，口咽部定殖菌吸入，胃肠道定殖菌逆行和易位，气溶胶吸入和细菌生物被膜形成等。一旦明确VAP后应采取积极有效的治疗措施，治疗原发病，加强病人的全身营养支持，积极矫正内环境失衡，加强机体免疫防御功能，合理选用抗生素。

146. 什么是胸部物理治疗？

胸部物理治疗（chest physiotherapy，CPT）是几种维护呼吸道卫生、辅助呼吸道内分泌物排出、预防或逆转肺萎陷方法的总称，通常是指通过一系列的咳嗽辅助方式帮助清除肺部黏液的方法。胸部物理治疗包括体位引流、体位变换、拍击震动和超声雾化等。先天性心脏病矫治术后患儿常可继发肺不张或肺部感染，除了必要的呼吸支持治疗和应用适当的抗生素外，胸部物理治疗是非常有效的治疗方法。其中体位引流是指利用不同的体位，依靠重力作用引流各肺段的分泌物。拍击震动即叩击和胸部震颤，常用来使黏附于气道壁的分泌物松动，利于排泄。胸部震颤常于叩击后进行，通过在引流部位直接按压病人的肋骨和胸部的软组织来人为地产生震颤，通常在呼气时进行，可收到较好的效果。

147. 家长如何配合进行胸部物理治疗？

从解剖生理方面来说，婴幼儿咳嗽反射差，咳嗽无力，呼吸肌发育不成熟，气管和支气管相对狭窄，加之体外循环先天性心脏病矫治术后的全身炎性反应致呼吸道黏膜充血、水肿，容易发生分泌物积聚，堵塞气道，导致治疗效果不佳甚至病情加重。因此，对婴幼儿先天性心脏病术后胸部物理治疗占有相当重要的地位。一般在婴儿吃奶前或睡前进行，每天4～5次，每次10分钟左右。对于无颅高压、心功能趋于稳定的患儿可以实施体位引流。它是靠重力和气流作用引流分泌物，常采用抬高床脚的办法。体位变换则是经常翻身，能预防肺内分泌物堆积和改善受压部位肺扩张。对分泌物稠厚的患儿，可采用胸背部拍击方法，从胸部外侧向内拍，由下而上，每次约5分钟，每日数次。注意胸部拍击部位不宜过低，以免腹内脏器受损。在整个过程中要注意保暖，有效地吸氧，保持室内安静，空气新鲜，温湿度适宜。

第7章

先天性心脏病的术后护理

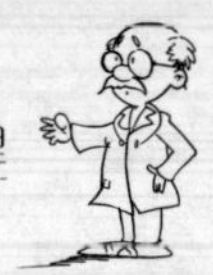

148. 为什么先天性心脏病患儿的营养状况普遍比较差？

我们知道，先天性心脏病分为充血型和缺血型两种。前者以室间隔缺损、房间隔缺损、动脉导管未闭为代表，后者以法洛四联症为代表。对于前者，由于存在不同部位的缺损引起心内或者心外分流，使得原本应该输送至全身的含氧动脉血有一部分分流到肺脏，在造成肺充血、加重心脏负担的同时，影响全身的血供和氧供，从而影响营养物质的输送和生长发育。先天性缺损越大，这种影响就越明显。此外，肺充血造成的反复呼吸道感染、肺炎、充血性心力衰竭也是影响生长发育的重要因素。对于法洛四联症等发绀型先天性心脏病，由于血液中氧含量不同程度的降低，血液黏滞度增高，同样会影响全身的血供和氧供。通俗地讲，对于全身脏器的血液和血氧的供给，前者是量的变化，后者是质的变化。

149. 先天性心脏病患儿手术后为什么需要禁食？

由于小儿处于生长发育阶段，他们对营养物质的需求远远大于成人。然而，先天性心脏病患儿手术后为什么需要禁食呢？生理学研究表明，手术创伤后的一段时间内，由于神经内分泌系统的变化使机体处于分解代谢的状态，此时外界补充的任何营养物质都不能阻止体内各种营养物质如糖类、脂肪、蛋白质的分解，而且过多的营养物质会加重机体的代谢负担。心脏直视手术是一个极其复杂的过程，其特殊之处在于，大多数的心脏手术需要经历心脏停跳和体外循环，这是一种类似于休克缺氧的生理过程。人体中对缺氧最为敏感的器官当数大脑和胃肠道黏膜，手术后的短时间内，胃肠道黏膜丧失功能，因此心脏手术后的一两天需要禁食。当度过手术后初期的应激反应，患儿可以逐步补充营养，我们提倡通过胃肠道给予营养。但由于小儿胃肠道的发育不成熟，或手术后未能及时恢复，部分患儿喂奶后可能出现呕吐、腹泻等症状，或者部分重症病人发生应激反应后的胃肠道出血或者严重感染，这时也需要禁食，而改用静脉给予营养。

150. 先天性心脏病患儿手术后及时进行营养支持的意义是什么？

任何有生命的机体进行各种生命活动，即使是最基本的生理活动如呼吸、心跳等，都需要时刻消耗能量。正常情况下，能量的摄取和消耗处于相对平衡的状态。儿童对于能量的需求相对较高，除完成正常的生理活动外，还必须满足生长发育的需要，而同时他们的营养储备较少，最重要的三大营养物质是糖类、脂肪、蛋白质。其中最重要的是蛋白质，它是各种组织、器官发挥生理功能的物质基础，而同时它在体内又没有储备，因此，正常人体每日都必须有蛋白质的摄入。如果蛋白质摄入不足或丢失，将导致器官功能低下，免疫力下降。手术后由于神经内分泌的变化，机体在一段时间内将处于代谢分解状态，不可避免地有蛋白质的丢失，糖原、脂肪的分解，因此，手术后及时地补充能量，进行营养支持，对于器官功能的恢复，免疫力的提高，伤口的修复都有着重要的意义。

151. 先天性心脏病患儿手术后营养支持的难点是什么？

如上所述，小儿先天性心脏病手术后应及时进行营养支持，但是作为心脏病，有其生理特殊性。由于手术的创伤，心脏在手术后都有不同程度的心功能低下，它与先天性心脏病的种类和手术的复杂程度有关，一般情况下，术后一两天即能有很大程度的恢复，但是对于一些复杂先天性心脏病和婴幼儿、新生儿，手术后心脏功能的恢复需要较长时间。在这段时期内，为了保护心功能，每天对液体的摄入有严格的控制，包括从胃肠道摄入的液体、牛奶等，这就形成了治疗矛盾，在保证心功能的前提下，有可能限制饮食，从而发生营养摄入不足。另外，一些患儿由于胃肠道功能未完全恢复，少量进食即会出现腹胀、腹泻等症状，也会限制食物的喂养。

152. 什么是静脉营养?

当患儿因各种原因不能进行胃肠道营养或胃肠道营养摄入不足时，可考虑给予静脉营养。静脉营养是指将各种营养要素，按照人体的生理需要量和正常体液中各种营养物质的浓度和渗透压配制成液体形式，从人体静脉中输入。其费用较高，有感染、肠道功能退化、肠道分泌减少等并发症。因此，如有可能，最好还是给予肠道营养。

153. 患儿转出重症监护病房后的喂养应注意些什么?

普通的先天性心脏病患儿、年长儿在先天性心脏病术后，病情稳定的情况下，转入普通病房后即可恢复正常饮食。但是对于有下列情况的患儿，饮食方面仍应注意。

新生儿、婴幼儿：术前尚未有足够的吮吸能力，手术后由于气管插管的影响或身体未完全康复，吃奶时容易引起呛咳、误吸，严重时可能将大量奶液误吸入肺脏，导致窒息，危及生命。因此，喂养时应从少量进食开始，喂后竖抱拍背，多注意观察小儿的精神和反应，调整进食的量。

心功能较差的患儿：这类患儿往往需要控制液体入量，否则会导致体液过多，加重心脏负担，影响心功能的恢复。

主动脉缩窄和主动脉弓中断的患儿：手术重建了主动脉，恢复了其正常大小，原来下半身缺血的动脉系统得到了正常的血液灌注，有可能引起反射性的血管痉挛，导致肠坏死。因此，这部分患儿术后尤其应注意在肠蠕动恢复后循序渐进地进食，注意有无腹痛、血便等肠坏死的症状。

154. 先天性心脏病手术后的小儿需用丙种球蛋白吗?

有些先天性心脏病的家长，经常会要求医生在手术前后给患儿注射丙种球蛋白，认为这样可增加患儿的体质，帮助术后病情的恢复。丙种球蛋白真有这么大的效果吗?

那么，让我们先来了解一下丙种球蛋白的来源及用途。丙种球蛋白是从健康人的血清或健康产妇的胎盘中提取的，因此含有抵抗某些传染病的抗体，可增加患儿预防和抵抗疾病的能力。但这些作用却因提供丙种球蛋白来源的人群、地区不同，而造成所含抗体的种类、含量的不同。据大量研究发现，丙种球蛋白预防传染病的效果比较肯定的仅限于麻疹、传染性肝炎和腺病毒感染等，而对大多数传染病，尤其是细菌性传染病往往无效或效果甚微。反而滥用丙种球蛋白却可带来许多不良后果，如有些患儿因多次使用丙种球蛋白后机体会产生一种特殊类型的抗体，使机体处于高度敏感状态，当再次输注丙种球蛋白时引起过敏反应。另外，在丙种球蛋白采集前健康人或产妇虽已做了体格检查，但不能确保有健康带菌者。一旦输注了含有带菌者所提供的丙种球蛋白，则有可能被传染。

其实，大多数患儿在手术过程中已输了一定量的血制品，

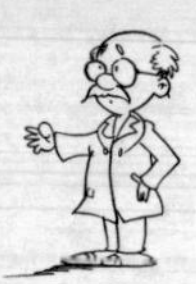

在这些血液中就含有许多的抗体，因此家长们要听从医生的劝告慎用丙种球蛋白。

155. 先天性心脏病患儿可以乘飞机、坐火车吗?

由于当地医疗条件和设备的限制，许多复杂先天性心脏病患儿会从全国各地赶到大城市就医，但家长们经常会担心患儿可不可以乘飞机、坐高铁。

首先要说明，飞机机舱和火车车厢里的氧气浓度和正常空气都是一样的，不会造成孩子的缺氧。但是飞机、轮船在运行过程可能会出现剧烈晃动、摇摆使人感到头晕、恶心甚至呕吐等，但并不是每个乘飞机、坐轮船的人都会有这种感受，这主要与人体的前庭功能有关（有保持平衡作用），先天性心脏病患儿其前庭功能不一定有障碍。所以，对于一些病情较轻，平时又无明显症状的患儿可不必过于担心，如患儿平时坐车时易晕车，可在乘飞机或坐轮船前先服些防晕船、晕车的药。但对于一些患有严重的先天性心脏病、平时常有缺氧发作或反复发生充血性心力衰竭的患儿，根据需要应有护士、医生陪同。

156. 先天性心脏病患儿手术后需要“忌口”吗?

先天性心脏病患儿手术后，医生没有特别指出要“忌口”的患儿，则可以按照手术前饮食的种类和每次的量给予。有的患儿手术后食欲大增，家长应根据术后恢复的情况在医生的指导下逐步增加每餐的量。但有些食物患儿不能多吃，甚至不吃，如辛辣的食物、方便面等，烟熏的食物、油炸的食物。

专家提示

先天性心脏病手术后忌辛辣、油腻、腌制、烟熏的食物，而

应该给予易消化、富含维生素及高蛋白质的饮食。

157. 先天性心脏病患儿手术后可以打预防针吗?

打预防针为宝宝的健康把关，可以预防某些传染性疾病，所以家长一定要重视，不要因为疏忽而遗忘。先天性心脏病患儿术后3个月一般要随访1次，医生认为患儿术后恢复良好，近期无上呼吸道感染，则可以恢复正常的预防接种。

专家提示

注射的疫苗中有些为活疫苗，部分健康的宝宝注射后会出现发热、局部皮肤红肿等症状，先天性心脏病术后的宝宝身体的抵抗力比较差，易出现上述感染症状，而且症状比一般的宝宝重、进展快，所以手术后的宝宝一般在出院后3个月考虑注射疫苗。

158. 先天性心脏病患儿手术后将来能生育小孩吗?

先天性心脏病患儿手术矫正其畸形后成人是能生育小孩的。首先，心脏病是归属于循环系统的疾病，而能否生育是归属于生殖系统的，只要生殖系统健康，在其心功能允许的情况下是完全可以生育小孩的。其次，先天性心脏病是一种多基因遗传病，目前公认，先天性心脏病是由遗传因素和环境因素或两者共同作用而引起的，尤以后者为重要。因此，患先天性心脏病的母亲或父亲将来生育的小孩不一定患病。当然，所有患有先天性心脏病的人在自己做父母的时候都希望生育一个健康的孩子，要想做到这一点，最好的办法就是在婚前去医院做婚前检查及遗传咨询。

专家提示

患先天性心脏病的父母可在婚前做染色体检查，排除遗传因素，到心脏专科医院复查心彩超并评估心功能的情况是否适合分娩及适合哪种分娩方式，根据病种的不同听取专家的建议。如施行瓣膜置换术的母亲需口服抗凝血药，在怀孕期间要调整治疗方案，在胎儿期的心彩超检查也可以及时发现严重的先天性心脏病，便于早发现，早治疗。

159. 先天性心脏病患儿手术后为何要做定期复查?

心脏手术需要在体外循环心内直视下操作，患儿恢复需要一个过程，定期随访检查、密切观察患儿手术后恢复情况是十分必要的。

先天性心脏病患儿手术后需要进行以下几方面的复查。

（1）听诊、触诊。心脏听诊帮助了解患儿手术后的心率和心律的情况，特别当患儿术后服用强心药和利尿药时，通过听诊，可帮助指导是否需要加药、减药或停药。心脏听诊还可以了解患儿手术后是否又出现了新的心脏杂音。此外，听诊还可帮助了解患儿肺部情况和是否有胸腔积液等。触诊主要是触摸肝脏及两下肢，手术后如有进行性肝大和两下肢水肿等，常提示患儿有心功能不全的可能。

（2）胸部X线片检查。病人在出院前一般已做过胸部X线片检查，所以在手术后早期不必每次复查都要做胸部X线片复查，只有当医生在听诊怀疑有胸腔或肺部病变时，考虑做此检查。一般情况下，手术后半年左右做胸部X线片复查，通过与手术前、后对照，可帮助了解病人手术后心脏恢复的情况。

（3）心电图。当手术前、后出现心律失常，出院后仍服用抗心律失常药物的患儿，定期做心电图检查显得很重要。对于长期服用地高辛的患儿，通过做心电图检查还可发现是否有药效，或因为药量过大而引起洋地黄中毒等情况的发生。

（4）心脏彩超。心脏彩超检查可以动态地观察到心脏内部的结构，所以手术后可以帮助了解病人心脏内修补的缺损是否完全长好、连接的血管是否通畅等。若患儿手术后恢复顺利，无特殊并发症，半年至1年左右做1次心脏彩超即可。

（5）心导管检查。对一些姑息手术后的患儿，准备再做第2次根治手术，有些在复查时还需考虑做心导管造影检查，以了解第1期手术后患儿心脏和大血管的情况，以帮助选择第2期手术的最佳时机。也有少数患儿手术后数年又出现心脏杂音和心功能不全，通过做心导管造影检查，可排除是否有心腔内的残余分流或残余梗阻。

（6）血液化验。对于心脏瓣膜置换的患儿，因长期服用抗凝血药物，手术后定期复查凝血因子Ⅱ时间，以调整患儿抗凝血药物的剂量。

专家提示

先天性心脏病患儿手术后复查的时间可分为早期复查和晚期复查两个阶段。早期复查一般指手术后3个月内进行复查。复查次数视手术病种不同而各异，一些单纯病种的患儿，早期复查为1～2周一次，以后视恢复情况和是否服药，可逐渐延长至4～8周一次。如果患儿恢复正常可再延长至3个月至半年一次。半年以后，则可1～2年复查一次。对一些复杂病种的患儿或术后伴有慢性心功能不全或有心律失常的患儿，手术后复查的次数要多一些。遇有特殊情况，还需及时送医院检查、治疗，千万不能掉以轻心。

160. 先天性心脏病患儿手术后一定要滋补吗?

手术后给患儿适当补充营养是必要的，但关键是补些什么，怎么补法。

正常小儿每天吃的食物主要含有蛋白质、脂肪、糖类、矿物质、维生素和水六大类，这些物质是维持小儿各项生理功能、促进小儿生长发育的基本物质。其中蛋白质、脂肪、糖类则是机体产生能量的主要物质，医学上称之为“三大营养要素”，这是最基本，也是最重要的营养物质。现代科学证明，几乎没有一种天然食物能单独满足人体对各种营养物质的需要。各种食物各有特点，不能相互替代。只有当饮食中的各种食物既丰富、多样化，又搭配合理时，人体对营养物质的吸收利用率才达到最高。

所谓补品，实际上应该是指补给人体缺少的某种物质。盲目补充人体并不缺乏的物质，不仅不能被人体吸收利用，有时补得太多还会出现不良反应或中毒症状。先天性心脏病患儿手术后需要适量补充蛋白质，以利于组织修复、尽早恢复健康。但蛋白质吃得太多反而会增加患儿肝和肾的负担，并可直接或间接地影响心脏，对患儿反而不利。此外，目前市场上出售的某些补品并不适合小儿服用。

专家提示

不要盲目给小儿进补，更不要片面追求价格昂贵的“珍稀食品”。中国有句老话，“药补不如食补”。最好的补品还是天然食物，家长只要在小儿的每天饮食中注意荤素搭配、粗细均衡，在烹调时注意防止营养素的丧失和破坏，掌握高蛋白、低脂肪、清淡低盐的原则，确保一日三餐吃饱、吃好即可。若要吃“补品”，最好在医生的指导下谨慎服用，避免可能带来的不良反应。

161. 先天性心脏病患儿手术后进食应注意哪些问题？

首先，术后应该及早进食。小儿作为一个生长发育的个体，对能量、营养的要求远远高于成人，但他们的营养储备却较少。而且，先天性心脏病患儿在术前，由于动脉血的分流或者发绀，加上频繁的呼吸道感染、心力衰竭等原因，营养状况普遍低于正常小儿，手术后对于创伤的修复、组织功能的修复，及早进食、进行营养支持是必需的。但是，生理学的常识告诉我们，创伤后一段时间内由于神经内分泌的变化，机体处于分解代谢状态，此时补充营养成分并不会改变这种状态，而且过多的营养成分可能会导致代谢的紊乱，加重代谢的负担。因此，一般情况下，手术后1～2天后开始进食。

当患儿转出重症监护室后，饮食方面仍有一些问题需要注意。心功能不全的患儿仍应注意控制液体的入量，必要时必须记录24小时进出液量。吮吸能力较差的婴幼儿尤其是合并心功能不全的，应防止误吸。喂养时循序渐进，喂奶后竖抱拍背，根据小儿的反应和精神状况、消化能力适当调整喂奶量。

162. 安装心脏起搏器的患儿出院后应注意什么？

首先应注意随访，开始时每2～3个月定期随访一次，半年后如情况稳定，可每半年或1年随访一次。出院后3个月，可进行普通的运动，如散步、慢跑等，但应避免激烈运动和剧烈碰撞。不要过分抬高或剧烈运动置入起搏器一侧的手臂。电视、微波炉对起搏器不会有影响，但应远离直接与身体接触的或向外发出强电磁波的电器和场所，如电厂、电台发射塔等。避免电磁烹调器，不要靠近磁铁，不要用各种磁疗仪和针灸电疗，不能进行磁共振检查，移动电话应与起搏器保持22厘米以上的距离。如发生心动过速、过缓，或者出现乏力、容易疲劳、眩晕、黑朦等症状时应及时去医院检查。

163. 先天性心脏病患儿手术后休息多长时间才能正常活动？

手术后早期下床活动，可以促进肠蠕动防止腹胀，加快胃肠功能恢复，还能避免肺部并发症的出现。先天性心脏病手术矫治彻底，又无特殊并发症，2～3天即可鼓励患儿下床活动，这类患儿往往怕痛不敢动；不会行走的婴儿，家长不要怕碰伤伤口，应该抱起患儿帮助做一些运动，如伸伸手臂、拍拍背部。有些心脏功能不全的患儿需绝对卧床休息2～3周，甚至更长时间，卧床休息可以减轻心脏负担，减少心肌氧耗量，有利于心脏功能的恢复。

先天性心脏病手术是一个大手术，它所经历的体外循环、心肌组织的切开、心内某些部位的修补移位、胸骨的剖开，以及皮肤表面的伤口等一个修复、愈合的过程需要3～6个月，因此出院后的休养恢复过程更重要，原则是出院后3～6个月不要剧烈活动。特别是对一些术前心脏内部缺损较多或较大、心功能不全、活动后感到气急心慌、力不从心的患儿；还有一些术前有明显发绀、稍微活动便气喘嘘嘘、剧烈活动容易造成缺氧发作的患儿。这些患儿中有大部分会由于手术矫治的成功，心功能得到明显改善，术后活动量明显地增大，即使“疯玩”也没有劳累的感觉，对这类患儿家长如不加以严格控制活动量，时间长了便会出现心跳加快、肝大，严重者还可发生心力衰竭。对学龄期儿童建议3个月后去上学，但不参加体育课，半年后复查经医生证明恢复良好，可逐渐与正常儿童一起玩耍。定期随访，听从医生建议非常重要，大部分先天性心脏病患儿经手术根治都可逐步恢复到与常人一样的活动、学习和生活。

164. 部分先天性心脏病患儿手术后为何要控制进食量？

手术后家长怕患儿营养不够影响体质恢复，会千方百计给患儿多吃；还有很多患儿由于手术矫治成功，心功能得到改善，术后明显地表现为胃口大开，老是感到吃不饱。对这些患儿尤其是小婴儿，如果不加注意，一次吃得过多导致胃腔扩大，横膈抬高，影响呼吸，会加重心脏负担，不利于心脏功能的恢复。一部分心功能不全的患儿，卧床休息活动量减少，再加上肝和胃肠道淤血，食欲与消化能力低下，容易引起腹胀，也会导致横膈抬高。术后对心功能尚处于恢复阶段的患儿来说，会因为摄入物中的水量过多，水分潴留体内，导致全身血容量增加，直接增加了心脏的负担，使心功能不全更为加重。因此，先天性心脏病患儿术后建议进食时采取半卧位，少食多餐最重要，增加耐饥食物的摄入（如配方奶中加米粉），根据心功能状况控制盐和水分的摄入。严格地说，术后早期患儿的进食量是根据患儿的年龄和体重、尿量、心功能情况决定的，家长不要盲目地给患儿过多地进食，应在医护人员的指导下合理喂养。饮食指导的基本原则为：少量、多次、清淡，量出为入。

165. 患儿手术回家后一定要吃低盐饮食吗？

在回答此问题前，须广大家长明确的一点是：矿物质（包括盐分）和水、维生素等都是人体必需的营养物质之一。由于新生儿、婴儿采用母乳或人乳化乳粉喂养，此问题主要针对儿童患者。一般患儿出院前心脏外科医生均对孩子的心功能做了全面的评估。我们一般主张孩子采用低盐饮食喂养，1～2周后随访门诊对孩子心功能进一步评估，对部分心功能良好的、经历简单手术的孩子可在1～2周逐步过渡到正常饮食，而另一部分处于心功能恢复期，服用呋塞米（速尿）和地高辛等强心药、利尿药的孩子则继续食用低盐饮食直至停药，其间必须每月复诊1次，评估心功能状况以利于医生指导服药和饮食调理。

专家提示

低盐饮食的盐分低至何种程度在具体烹调中很难界定，一般只要饮食比手术前清淡即可。另外，有许多孩子出院后服用强心药、利尿药可适当食用香蕉、橙等含钾离子较高的水果以补钾。

166. 患儿手术后什么时候才可以洗澡？

家长害怕给孩子洗澡，主要是担心孩子伤口感染。我们认为孩子手术后5～10天出院时手术切口已基本愈合，如孩子心功能良好且有需要，可在保证合适环境温度（20～25摄氏度或以上）防止患儿着凉、感冒的情况下适当洗澡可使其保持愉悦的心情，对术后恢复有利无害。但需注意的是，洗澡时间不能过长（5～10分钟为宜），且伤口最好不要浸水。对有些出汗多、心功能状况不适合洗澡的孩子，为避免经常更衣着凉引起感冒发热，引发肺炎，可以小方毛巾垫于前胸和后背，定时更换，以防止孩子着凉。

专家提示

孩子心脏手术后出院即刻洗澡并非绝对禁忌，何时能洗澡，主要依据出院时外科医生对孩子伤口的评估，如伤口愈合良好，则可适当清洁，如伤口有渗出、需定时更换敷料的孩子则不能马上洗澡。

167. 先天性心脏病患儿手术后家长需要观察哪些情况？

体温　一般出院后2周内每天上、下午各测一次体温，看看孩子是否有发热症状。如发热（口表>37.5摄氏度，肛表>38摄氏度），家长不必惊慌，要结合孩子是否有咳嗽、流涕等感冒症状。如果孩子诉说胸口处伤口疼痛，家长要警惕伤口感染的问题。如果持续发热不退，应带孩子到当地医院就诊，必要时做化验检查，以排除手术后感染。

伤口　出院后2周内家长要每天观察伤口情况，如果孩子诉说伤口疼痛，拒绝碰摸，且伤口处出现红肿、裂开、流脓等则应及时到医院就诊。

口唇和面色　青紫型先天性心脏病（如法洛四联症）做根治术后，口唇、面色明显较术前转红，如做姑息术（又称分期手术），则口唇、面色的发绀也较术前明显改善。

颜面水肿　心脏手术后出现水肿常提示心功能不全，所以在手术后较长时间内要服用利尿药。如果孩子出现眼睑、面部水肿，尿量减少，家长要检查服用药物的剂量和方法是否正确。如果水肿十分明显，尿量又很少，应及时去医院检查。

专家提示

先天性心脏病患儿经手术治疗后，家长一定要重视以上几个方面的观察，一旦发现孩子有持续的高热、伤口化脓、口唇面色逐渐青紫或面部水肿严重，应及时到医院检查。

168. 怎样护理先天性心脏病手术后的小儿？

饮食护理　原则上以清淡、低盐、低脂肪、高蛋白、富含维生素的食物为主，逐渐加量。适当补充营养，有利于患儿增强抵抗力。室间隔缺损伴肺动脉高压患儿因手术治疗后改善了术前吃奶停顿现象，手术后胃口极好，有吃不饱现象，所以这类患儿一次进食不能太多，以免胃胀影响呼吸。而复杂型先天性心脏病患儿手术后，低盐饮食至少半年，以后视病情而定，早期不宜吃甲鱼、人参汤等。

伤口护理　先天性心脏病患儿容易出汗，家长要经常给孩子擦身，勤换内衣。一般手术后2周就可洗澡，但要保持伤口处干燥。如果伤口两端出现血痂或小的白线头，家长不必着急，一般会自行脱落。如果孩子说伤口发痒属正常现象，要避免孩子去抓或抠挖伤口。

活动和睡眠　应视病情不同在室内适当活动和到户外晒太阳。每天午餐后午睡1～2小时。

服药护理　大多数先天性心脏病患儿手术后需要服用一段时间的药物，主要为强心药和利尿药。如合并心律失常还需服用抗心律失常的药物。家长必须严格做到准时、按量给孩子服药，不可随意增加或减少药物剂量，不可自行停药，如吃药后15分钟内吐掉要及时准确补吃。如果服用抗心律失常的药物更要严密观察，定期随访。

定期随访　手术后家长一定要重视随访，一般出院后1周、3个月、半年、1年进行，视病情而定。1年后外地病人可在当地医院拍胸部X线片，做心电图检查，通过网站、微信客户端进行联系。

专家提示

手术后的居家护理对孩子的全面康复至关重要，家长一定要重视以上几方面的护理，要按照医生和护士的嘱咐，循序渐进给予孩子全面的照顾。另外，还要重视孩子的早期教育，不能过分宠爱孩子，使孩子在生理方面得到康复的同时，心理方面也能健

康的发展。

169.解热药和治疗心脏病的药可以同时服用吗?

引起小儿发热的原因很多，大体而言可分为以下三大类。①外在因素：小儿体温受外在环境影响，如天热时衣服穿得太多、水喝得太少、房间空气不流通。②内在因素：生病、感冒、气管炎、咽喉发炎或其他疾病。③其他因素：如预防注射，包括麻疹、霍乱、白喉、百口咳、破伤风等反应。发热只是疾病的症状之一，而不是全部。对于先天性心脏病的患儿来讲，父母更应该了解宝宝发热的原因，并且向专业人士寻求正确的处理方法，而不是盲目使用解热药。

在必须使用解热药的情况下，需要注意一些情况：与丙磺舒和维拉帕米、硝苯地平同用时，要注意降低剂量；与地高辛不能同时服用。解热药在发热时服用，一般每日不超过3～4次。解热药、利尿药可使体液及血钠减少，因此要及时补充水分和盐分，可给小孩服用一些糖盐水。

小知识　宝宝发热时不要急于退热。不要急于给小儿退热有几方面的原因

(1) 体温37.5～38摄氏度为低热，38～39摄氏度为中热，39摄氏度以上为高热。低热或中热有利于小儿成长发育。发热是身体对病毒或细菌入侵所产生的一种反应，这种反应有利于歼灭入侵的病毒和细菌。

(2) 不到高热不用药，可给予物理降温。体温达到39摄氏度以上就必须用药，而且刻不容缓。高热持续过久，可使身体的许多重要功能失调：由于氧气和营养素消耗大而加重心脏血管的负担；大脑兴奋过度而导致高热惊厥或过度抑制而引起昏睡；消化功能紊乱；抵抗力减弱，合并肺炎等。

（3）解热药不良反应大，非万不得已不用。无论是对乙酰氨基酚（扑热息痛）、复方阿司匹林（APC），还是其他五花八门的解热药，都离不开由阿司匹林、咖啡因、非那西汀而合成。因此，解热药都有较大的不良反应：刺激胃黏膜，破坏食欲，使胃溃疡加重甚至出血，引起胃肠长期少量出血并由此而导致缺铁性贫血；引发血液疾病；损害肝和肾；严重过敏反应者，表现为剥脱性皮炎合并肝肾中毒而致死。

（4）可酌情采用物理、药物降温。

170. 先天性心脏病患儿术后为何会出现“鸡胸”？

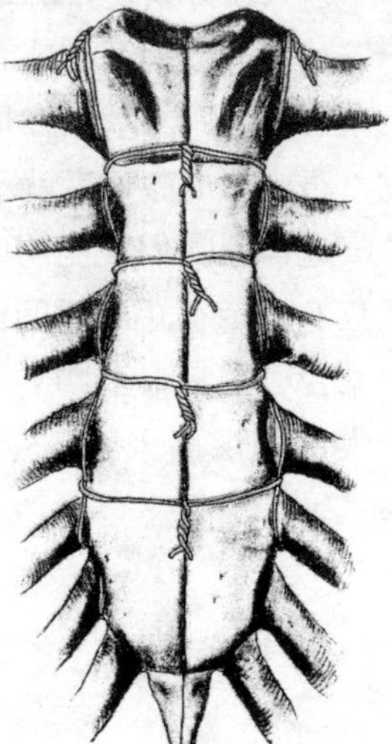

先天性心脏病患儿大多数需要通过胸骨正中切口入路进行外科矫治。手术当中要把胸骨从正中间锯开，在手术结束后用可吸收的PDS丝线（25千克以下患者）或者钢丝（25千克以上患者）再把胸骨缝合起来。胸骨是位于胸前壁正中的扁骨，形似短剑，分柄、体、剑突三部分。对于年龄较小的患者来说，胸骨中大部分成分还是软骨，成年患者则基本全部骨化。先天性心脏病术后出现胸骨隆起的患儿多为年龄较小者，因为胸骨骨质还不是很硬，用丝线缝合胸骨后会产生使胸骨向中间的提拉力量，加之人体胸部本身为桶状，因此很容易造成胸骨的隆起抬高。

对于出现胸骨隆起的宝宝，家属不需要过度担心，因为小孩的骨骼发育有一个重要的特征，那就是有很好的塑形性。随着生长发育，胸部隆起会逐步恢复正常，一般可能需要1～2年的时间或者更长。家长可以鼓励他们多做扩胸运动，有助于胸部形态恢复正常。值得说明的是，在市面上有卖一种鸡胸矫治仪，宣传疗效好。但是家长首先需要明白，先天性心脏病术后胸骨隆起跟真正鸡胸的形成机制是完全不同的。此外，这种鸡胸矫治仪不但对先天性心脏病患儿术后的胸骨隆起没有什么疗效，对真正鸡胸的疗效也值得怀疑。患儿家属应该到专科医院咨询专科医师以获得帮助，而不要胡乱采用一些可能无效的治疗措施。

171. 去瘢痕药物该何时应用？效果如何？

请大家分清以下的逻辑关系。

（1）去瘢痕药物或者敷贴不一定能起到明显的效用。

（2）但只有术后2周到2个月这个时间内能使用去瘢痕药物，否则形成瘢痕后就不起作用了，除非再进行去瘢的手术。

这样，我们便能明确，去瘢痕药物的效果并不明确，但术后仅有一个很短的时间能够应用去瘢痕药物，所以从某种程度上来说，去瘢痕药物的心理作用比实际作用可能大些。但从社会发展的层面来说，今后我们还有可能借助整形手段祛除瘢痕。

第8章

漏斗胸

172. 什么是漏斗胸？有什么危害？

漏斗胸（funnel chest）是一种先天性并常常是家族性的疾病。男性较女性多见，有报道显示男女患病比例为4:1，属伴性显性遗传。有家族史者漏斗胸的发病率是2.5‰，而无家族史者漏斗胸的发病率仅1.0‰。漏斗胸的原因不明，认为与遗传有关。漏斗胸属渐进式病变，在出生时可能就已存在，但往往在几个月甚至几年后才愈来愈明显而被家长所发现。外形特征为前胸凹陷，肩膀前伸，略带驼背及上腹突出。

轻微的漏斗胸可以没有症状，畸形较重的压迫心脏和肺，影响呼吸和循环功能，肺活量减少，功能残气量增多，活动耐量降低。幼儿常反复发生呼吸道感染，出现咳嗽、发热，常常被诊断为支气管炎或支气管喘息。幼儿循环系统症状较少，年龄较大的可以出现活动后呼吸困难、脉快、心悸，甚至心前区疼痛，主要是因为心脏受压、心排血量在运动时不能满足需要，心肌缺氧，因而引起疼痛。有些患者还可以出现心律失常及收缩期杂音。

173. 漏斗胸的最佳治疗年龄是多大？手术方法是什么？

目前，我们对于手术年龄并无严格限制，如果症状明显，对心肺功能影响较大，可能在一两败俱伤岁也可以手术，但通常情况下主张五六岁以后进行手术。

手术方法为当前国际上公认的NUSS手术。手术在胸腔镜导引下置入量身塑造的金属板，将胸骨凹陷往外推出来做矫正手术，所有向内凹变形的肋软骨也用金属板向外推出，但是没有任何肋骨被切除，也没有胸大肌的切开。此金属板需留置体

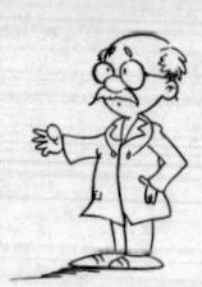

内2～5年后再移除。此手术在美国已经有超过7年的经验，成绩斐然。传统的胸壁畸形手术由于手术伤口大，肌肉软骨破坏多，而且手术时间需要4～6小时，出血多。至于现在所使用的微创手术，手术时间平均35分钟，伤口小，出血少，肌肉、软骨完整保留，而且住院天数也大为缩短。除了可改善心肺功能外，也可矫正胸骨及肋骨位置，在外表美观的问题上也能顾及，这点对女孩子尤其重要。

174. 漏斗胸患儿手术后需要注意哪些问题?

（1）指导患儿进食高蛋白、高热量、高维生素饮食，如肉、蛋、奶类，新鲜水果和蔬菜。

（2）必要时给予静脉输液，补充能量、维生素，应用抗生素和止血药物。

（3）饮食中多补充含钙高的食物，如虾皮、海带、芝麻酱等，补钙的同时注意适量的运动及维生素D的补充。

（4）患儿术后当日禁食，无腹胀、恶心呕吐症状者术后第2天可进食，一般先进食流质、半流质饮食，并逐渐过渡到正常饮食。

（5）术后出院后不宜长期卧床，应增加腿部运动。

（6）术后1年内避免剧烈的体育运动。

175. 漏斗胸的远期治疗效果怎么样?

通过临床实践，漏斗胸的手术效果较之以前已经有了明显改善，NUSS手术创伤小，钢板在患儿体内留置2～3年，可以帮助患儿在成长过程中有效地进行胸廓畸形矫正，是目前得到公认的首选术式，远期手术效果比较稳定，基本能使患儿胸廓恢复正常状态。